子どもの脳を壊す

ネット・ゲーム依存症

久場川哲二
KUBAGAWA TETSUJI

幻冬舎MC

はじめに

現在、日本を含め世界中で広まりつつあり、子どもたちの脳や精神を蝕んでいる病が「ネット・ゲーム依存症」である。

ネット・ゲーム依存症とは、覚せい剤やヘロインといった薬物やアルコール依存症と同じような症状が出る病気である。暴力、情緒不安定、無気力、うつ、注意力低下といった症状を引き起こし、社会生活が営めなくなるほど重篤な病なのだ。

その特徴から、依存の対象となるネットやゲームを「デジタル・ヘロイン」と呼ぶ専門家もいる。

依存に陥る子どもたちの脳内では、ネットやゲームは薬物と同じように作用し脳の一部を変質させていくことが研究により明らかになっている。

その深刻さを危惧したWHO（世界保健機関）は、2019年にオンラインゲームなどスマートフォンやパソコンを利用したゲームのやり過ぎで日常生活が困難になる状態を「ゲーム障害」として国際疾病の一つに認定し、調査を続けている。厚生労働省の2017年の調査によるとSNSやオンラインゲームなどに対する依存が疑われる中高生は国内で93万人に上り、7人に1人の割合となっている。

新型コロナウイルスの感染拡大により在宅で過ごす時間が多くなったことで、極めてネット・ゲーム依存に陥りやすい状況が生まれ患者数がさらに増加する恐れがある。

実際に精神科医である私のクリニックでは、ネット・ゲーム依存に悩む子どもとその親からの相談が急増している。私はこれまで約50年にわたって30万人を超える子どもたちの心の治療をしてきたが、特定の疾患の患者がここまで増えているのは異常事態である。

医療機関を受診するのはほとんどの場合、症状が悪化して日常生活に支障をきたすレベルにまでなってからだ。このような重症の患者が目に見えて増えていることに、私は強い危機感を抱いている。なぜならその背後には何万人、何十万人という軽症者、すなわちネット・ゲーム依存症予備軍が控えているからである。

わが子がネットやゲームに没頭していても「夢中になっているのは今だけ」「飽きればそのうちやめる」と一過性のものとしてとらえがちである。

しかしネットやゲーム依存が病気として認定されたということは時に専門家による治療が必要なほど重篤な状態に陥るという証であり、軽く考えていると取り返しのつかないところまで症状が進行してしまう恐れがあるのだ。

もしわが子が目の前で覚せい剤やヘロインを使用しようとしたなら、たとえどんな事情があっても断固として許さないことだろう。しかしネットやゲームという「デジタル・ヘロイン」については麻薬のように断固としたＮＯを突き付けることなく、許容しているのが現状である。

もちろん、ネットやゲームをした子どもたちがすぐに依存症になるわけではない。親がきちんと時間をコントロールして適度に管理すれば、依存症になることはないはずだ。

本書では医学的な見地からネット・ゲーム依存症の正体に迫り、事例も交えつつ実態を余すところなく明らかにしていく。そのうえで依存症に陥らないための予防法と、実際に依存症になってしまった場合の治療法についても具体的に提示する。

　本書が世界中の子どもたちの脳を壊す恐れのある依存症についての警鐘になるとともに、現在ネット・ゲーム依存症で悩んでいる親子の回復への道しるべとなることを、著者として一人の精神科医として、願っている。

子どもの脳を壊すネット・ゲーム依存症　目次

［第2章］　ネット・ゲーム依存になる脳のメカニズム

［第1章］

子どもの脳を蝕む「デジタル・ヘロイン」とは

スマホが手放せない子どもたち

千葉県のとある駅でのことである。

私の乗った電車がゆっくりとホームに停車しようとしていたそのときに、誰一人として電車を見ることなくホームで下を向いている中学生の集団に私は戦慄を覚えた。

駅の近隣には中学校があり、彼ら彼女らが意識を奪われているのはスマートフォンの画面であった。その光景の異様さに私は「この子たちのなかにいったい何人の依存症予備軍がいるのだろうか」と恐ろしくなった。

しかしこの状況に「現代っ子はそんなものだ」と気にも留めない大人が多いように感じる。

2017年の厚生労働省研究班の推計では、ネット依存が疑われる中高生が全国で約93万人いると推定されている。また依存症を専門に治療する独立行政法人国立病院機構久里浜医療センターの報告によると、2016年から2017年の間に受診した患者で、ネット依存のうち約90％がゲーム障害であったと報告されている。

私のクリニックでも、小中高生のネット・ゲーム依存の患者が多くなっている。新型コロナウイルス感染拡大により在宅時間が長くなったことで、さらにネット・ゲーム依存症の患者が増加し、低年齢化している。

昼夜逆転し不登校になる、LINEのメッセージに気がつかないと友達から仲間外れにされるため寝ているときもスマートフォンを離せず眠れない、スマートフォン、パソコンの利用を制限されると暴れる、包丁まで持ち出し脅してまでゲームをしようとする子どもたちが実際に多く存在する。このように日常生活が営めないくらい重症化してから受診することが多いのが現状なのだ。

しかし、その後ろには何千、何万人もの軽症者が控えている。毎日スマートフォンを握り締め、ゲームやSNSに没頭している子どもたち、それは駅のホームで見た中学生の姿なのだ。

この光景を見た私は、今まで以上に依存の怖さを伝える重要性、そして現実と仮想空間の区別がつかなくなっている現代に一人の精神科医として社会に対し警鐘を鳴らす必要性を感じたのである。

脳の研究で分かったネット・ゲーム依存の怖さ

依存症という言葉を聞くと精神的な病であると考える人が多いはずだ。確かに精神疾患の一つではあるが、その精神状態を生み出している脳に異常が起きるという点では身体疾患ともとらえられる。

精神的な病を「意志が弱いせい」「性格の問題」「怠けているだけ」などと見る風潮はいまだに根強いが、脳と精神疾患には密接な関係があり、多くの精神疾患はむしろ脳自体の病気であると解釈すべきである。

依存症もまたほかの精神疾患と同様に、脳内の回路の異常が深く関わっており簡単には治らない脳の病気である。どんなに意志が強い人であっても、ある程度まで症状が進めば自分で脳の暴走に歯止めをかけ自分でコントロールすることもできない。

覚せい剤やコカインという依存性物質を常用することで脳に障害が発生し、使えば使うほど脳の障害もエスカレートしていく。それが分かっていても一度沼に足を取られてしまえば、自分の力ではもうやめられない。なぜならこの行動はしてはいけないと指令を出すべき存在である脳そのものが、薬物に侵されているからである。だからこそ仕事や学業に影響が出て社会生活を営めなくなったとしても、自分ではどうすることもできないのだ。これまで大切に築いてきたあらゆる人間関係を失っても、その後の人生を棒に振ってしまうと理解していたとしても続けてしまうのである。

しかし実はスマートフォンやパソコンを使ってインターネットやゲームをやり過ぎることでも脳は異常をきたし、薬物依存と似たような状態になることが最新の研究で明らかになってきている。

２０１２年に中国科学院武漢物理数学研究所の研究チームが青少年のゲーム依存を含むインターネット中毒に伴う脳の白質（神経線維が存在する部位）に生じた、栄養を送る血管の血流が不足したことで生じた変化について研究を行った。インターネット中毒患者の高解像度脳画像を用いて、脳損傷の部位およびその発生メカニズムを分析し続けている。

その結果、インターネット中毒の被験者ではそうでない人に比べ眼窩前頭葉や外包、脳梁といった大脳白質という脳の一部分に異常をきたしていることを、研究チームは突き止めた。

青少年においては脳の神経線維の一部に損傷が見られ、左舌状回や後帯状皮質、前視床に左島皮質、前帯状皮質といった区域の脳が大きく萎縮していることを確認したという。

ネット・ゲーム依存に陥ると脳が損傷を受けるというこの事実は、医学界に大きなショックを与えた。そして神経ネットワークそのものが変質してしまうという脳の損傷の状況が、覚醒剤やコカイン、ヘロイン、大麻などの薬物中毒によってもたらされるものと酷似している点も衝撃的であった。

いまや私たちの普段の生活においてスマートフォンはなくてはならない存在になっている。しかし脳が成熟していない子どもたちにとっては、麻薬並みに脳を破壊するリスクを秘めているものであるということを大人たちがまずは知っておかねばならない。

アメリカ精神学会が、いち早く診断基準を設定

２０１２年の中国での研究を皮切りに、ネット・ゲーム依存と脳の損傷や機能低下との関わりを明らかにした研究が世界中で続々と発表されている。

２０１３年に中国・安徽《あんき》医科大学付属病院の研究チームがネット・ゲーム依存とそうで

はない健常者のグループで脳の比較を行ったところ前者では脳の一部に顕著な萎縮が認められ、その萎縮の程度は依存の強さと相関していたと発表している。

このような背景もあり、２０１３年にアメリカ精神医学会が国際的に広く用いられている米国精神医学会の診断・統計マニュアル『ＤＳＭ―５』において次のとおり「インターネットゲーム障害」（Ｉｎｔｅｒｎｅｔ　Ｇａｍｉｎｇ　Ｄｉｓｏｒｄｅｒ）という診断基準を設けた。

【インターネットゲーム障害】

臨床的に意味のある機能障害や苦痛を引き起こす持続的かつ反復的な、しばしばほかのプレイヤーとともにゲームをするためのインターネットの使用で、以下の項目のうち５つ（またはそれ以上）が12カ月の期間内のどこかで起こることによって示される。

●インターネットゲームへのとらわれ（過去のゲームに関する活動のことを考えるか、次のゲームを楽しみに待つ、インターネットゲームが日々の生活のなかでの主要な活動になる）。

注：この障害は、ギャンブル障害に含まれるインターネットギャンブルとは異なる。

●インターネットゲームが取り去られた際の禁断症状（これらの症状は、典型的には、いらいら、不安、または悲しさによって特徴づけられるが、薬理学的な離脱の生理学的徴候はない）。

●耐性、すなわちインターネットゲームに費やす時間が増大していくことの必要性。

●インターネットゲームに関わることを制御する試みの不成功があること。

●インターネットゲームの結果として生じる、インターネットゲーム以外の過去の趣味や娯楽への興味の喪失。

●心理社会的な問題を知っているにもかかわらず、過度にインターネットゲームの使用を続ける。

●家族、治療者、または他者に対して、インターネットゲームの使用の程度について嘘をついたことがある。

●否定的な気分（例：無力感、罪責感、不安）を避けるため、あるいは和らげるためにインターネットゲームを使用する。

●インターネットゲームへの参加のために、大事な交友関係、仕事、教育や雇用の機会を危うくした、または失ったことがある。

注：この障害には、ギャンブルではないインターネットゲームのみが含まれる。ビジネスあるいは専門領域に関する必要性のある活動のためのインターネット使用は含まれないし、ほかの娯楽的あるいは社会的なインターネット使用を含めることを意図したものではない。同様に、性的なインターネットサイトは除外される。

『ＤＳＭ―５ 精神疾患の診断・統計マニュアル』（医学書院）

ＷＨＯも疾病として認定

インターネットやゲームへの依存症に注目したのは、中国やアメリカだけではない。

２０１９年にＷＨＯ（世界保健機関）がゲームの乱用で日常生活が困難になるという「ゲーム障害」を国際疾病として正式に認定した。ちなみに国際疾病とは、世界の医療機関や保険会社が参考にする疾病のガイドラインである。

ＷＨＯではスマートフォンの普及などによってゲーム依存の問題はより深刻化するとして、ゲーム依存をギャンブル依存症などと同レベルの疾病と位置づけたのだ。

ＷＨＯのおもな定義に沿うと

・ゲームをする時間や頻度を自分でコントロールできない
・日常生活やほかの関心ごとよりもゲームを最優先で行う
・問題が起きているのにゲームを続ける、よりゲームに没頭する

というような状況が1年以上続いて社会生活に重大な支障が出ている場合、または症状が現れて1年未満であってもそれが深刻な場合にゲーム障害と診断することになる。

このように病気としての診断の根拠が国際的に示されたことで、患者数などの統計データがたまってくれば国や地域における状況が明らかになる。

ただし、世界的に見てもネット・ゲーム依存症に対応できる精神科医や機関の数はまだ十分とはいえない。

子どもたちがこの依存症と戦うためには医療機関だけではなく、教育機関や福祉施設をはじめとした第三者によるサポートが重要である。

スマートフォンの爆発的な普及により子どもたちにとってインターネットやゲームがより身近なものになった昨今、その依存症に対するサポート体制をいかに築いていくかが国や自治体の課題といえる。

症状は薬物中毒と変わらない

ネット・ゲーム依存症であるが、実際に依存症になってしまうとさまざまな問題を引き起こす。

国立病院機構久里浜医療センターで「ゲーム障害」で受診した9歳から46歳までの患者に起きた問題を調べたところ多くの患者が「朝起きられない（76％）」「昼夜逆転（60％）」の状況にあり、それに紐づいて「欠席・欠勤（59％）」や「ひきこもり（33％）」というケースも多く、退学や失職に至るなど日常生活に支障が出ていた。

これらのほかに大きな問題といえるのが破壊や暴力行為である。これはおもにゲーム

［図表1］　ゲーム障害で起きた問題

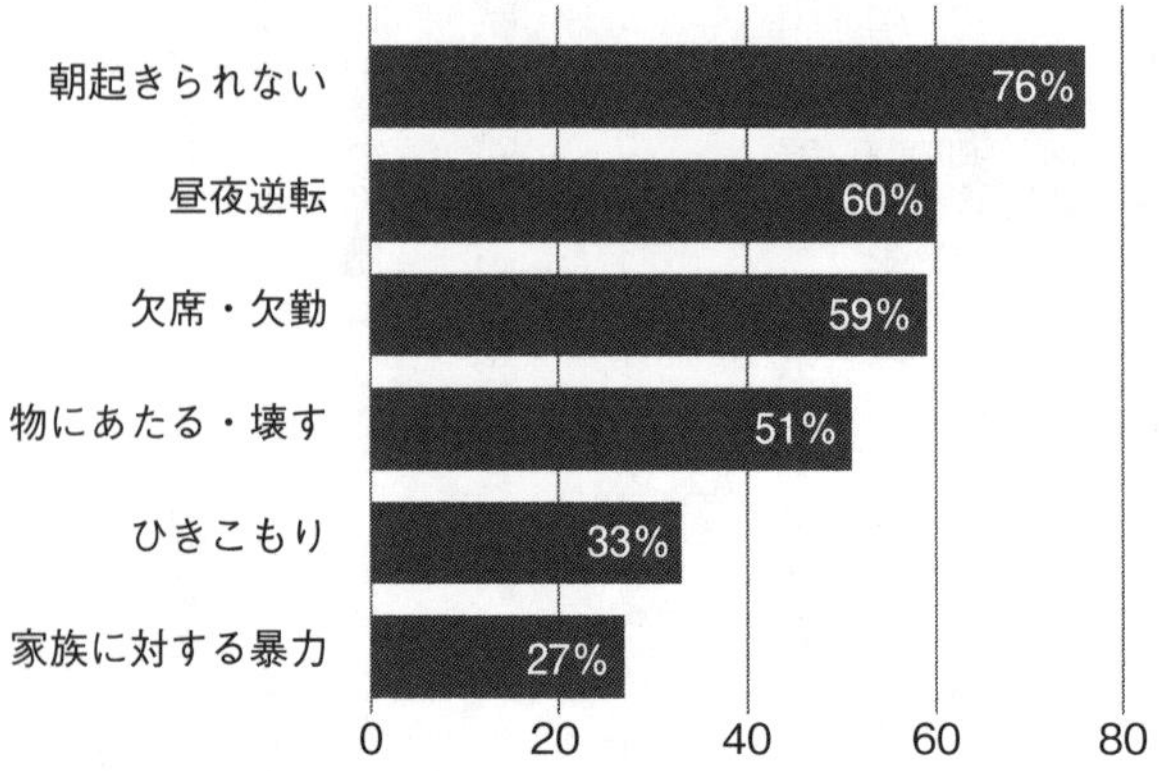

出典：国立病院機構久里浜医療センター 2016-2017

ができなくなった際の禁断症状として表れる。「物にあたる・壊す（51％）」「家族に対する暴力（27％）」と問題行動が頻発しそれが家庭崩壊を招く可能性もある。

これまでネット・ゲーム依存だけでなく、さまざまな依存症の患者を診てきた私の経験からいってもネット・ゲーム依存で表れる症状はほかの薬物依存症やアルコール依存症などと同様に深刻である。

まず精神依存として、ゲームやＳＮＳなどの依存対象に対し抗えないほど強い欲求が生まれる。そうなれば自らの身体や心のコントロールが利かなくなり、ひきこもりや欠席、欠勤が起きるようになる。

依存行為を続ければ続けるほど耐性が生まれ、より強い刺激を得られなければ満足できなくなる。このことがゲームを長時間プレイしたり、24時間ＳＮＳに張り付いていたりと依存をさらに助長する原因となる。

そうして脳が完全にインターネットやゲームに依存してしまうと身体もそれに順応していくため、逆に依存行為ができない状態となった際に身体機能のバランスが崩れさまざまな不調が表れる。けいれん発作や手のふるえ、幻覚に多量の発汗、高血圧や不眠といった身体症状を禁断症状といい、破壊や暴力行為の引き金ともなり得る。

またゲームをしているとき以外は無気力になり、ほかの物事への意欲や関心をなくすといったうつ病を併発しやすいという特徴もある。韓国で行われたインターネット依存（そのほとんどはゲーム依存）の調査では、４人に１人が憂うつな気分や意欲の低下などの心の症状と食欲不振や不眠、疲労などの身体的症状が２週間以上続いている状態の「大うつ病性障害」と診断されるレベルであった。

そして恐ろしいのがアルコール中毒や薬物中毒は主に大人が陥る依存症で、一般的な環境で育つ子どもには関わりは多くない。しかしネット・ゲーム依存は、当たり前のようにスマートフォンやタブレットなどを持つようになった現代の子どもたちの誰もが陥る可能性があるということである。

人生を狂わす「ゲートウェイドラッグ」

現在ではスマートフォンでアプリをダウンロードするだけで何万種類ものゲームやSNSを簡単に始めることもできる。こうした環境は脳が発達段階にあり自制心や論理的思考力もまだまだ弱い子どもたちにとっては非常に危うい側面がある。

薬物で例えるなら、覚せい剤をはじめとした重篤な副作用や依存性のあるものの利用につながるきっかけとなる大麻や合法ドラッグなどを「ゲートウェイドラッグ（入り口の薬物）」と呼ぶ。そして未成年にとっては好奇心などからタバコやアルコールに手を出し、そこから比較的容易に手に入るシンナーや大麻、さらには違法薬物へと進展していくケースが多いことからタバコやアルコールも「ゲートウェイドラッグ」の一つと考える精神科医もいる。

ネット・ゲーム依存は症状としては薬物中毒と変わらない依存症であり、スマートフォンやタブレットが依存症のきっかけとなるならそれは紛れもない「ゲートウェイドラッグ」ではないかと私は考えている。また依存対象となるオンラインゲームやSNSを「デジタル・ヘロイン」と呼ぶ専門家がいるのも理解できる。

タバコやアルコールは法律による年齢制限があるがスマートフォンやタブレットのアプリの使用については法律で禁じられておらず、あくまで年齢制限などの制作側の自主規制や保護者の利用制限にとどまっている。いわば「ゲートウェイドラッグ」が氾濫している状態であるため、依存症の子どもたちが増えていくのはある意味で必然のことであるともいえる。

半ば無意識に依存症の入り口をくぐり、いつの間にか深い沼へと足を踏み入れてしまうと最悪の場合、死につながる。

韓国では、インターネットカフェで86時間にわたりオンラインゲームを続けていた青年がエコノミー症候群となり死亡するという事件が起こった。血行不良により血の塊ができ、その一部が肺の血管を閉塞してしまうという症状がゲームを同じ体勢で続けたことによって起きたのである。なおこの青年は命を落とす1時間前に一度トイレで気を失い、そこで意識を取り戻すと休息をとることなくすぐにゲームを再開したといわれていることから、深刻な依存症であったといえる。

エコノミー症候群によって死亡するという事例のほかに、自ら命を絶って死亡するケースも世界中でいくつも起きている。これは、依存症により引き起こされる大うつ病性障害によるものと考えられる。

なおこのような事例はあくまで依存が進んでからの話であり、特に小中学生は大人よりも脳が未熟で短期間で重症化しやすいため周囲の大人たちの細心の注意が必要である。

ゲーム依存患者に表れた「てんかん」の脳波

家庭用ゲーム機が普及しだした１９９０年代からゲーム依存やコンピュータ依存の治療を手掛ける医療機関が出てきたが、時代が生んだ新たな依存をどのように扱えばいいか精神科医の間でも意見が分かれ、診断や治療法の確立が遅れた。また当時は一般にゲームやコンピュータの依存が病気であるという認識も薄く、今ほど患者数も多くなかった。どちらかといえばニッチな領域であったというのも、研究が後手に回った理由の一つであったといえる。

私が精神科医として本格的にネット・ゲーム依存という症状と向き合うきっかけとなったのが、１９９７年に起きた「ピカチュウ事件」であった。テレビアニメ『ポケットモンスター』を視聴していた児童６８５人がけいれん発作を起こして医療機関を受診したという事件が発生した。その原因はテレビの画面で赤と青の光が強く点滅したことによる光過敏性てんかん発作であった。

実はこの事件の前から私は学校への聞き取り調査を行うなどして、ゲームが子どもに与える影響について研究を進めていた。その頃まれにゲームの刺激によって光過敏性てんかん発作を起こす子どもが現れており、私はてんかんとゲームとの関係性に注目するようになった。

当時はゲーム依存症という言葉すらなかったが、ゲーム依存症と思われる患者に対し必ず脳波を取るようにして、データを積み重ねていったところ、一つの事実が浮かび上がった。ゲーム依存の患者のうち、５人に１人という高い割合で脳波の基礎律動に乱れがあり、特に脳の前部において「棘徐《きょくじょ》波《は》」という尖鋭な波形が計測されたのである。

棘徐波はてんかんの発作中に見られる典型的な波形であり、てんかんの患者に特有のも

［図表２］　ポケモン発作例の脳波所見

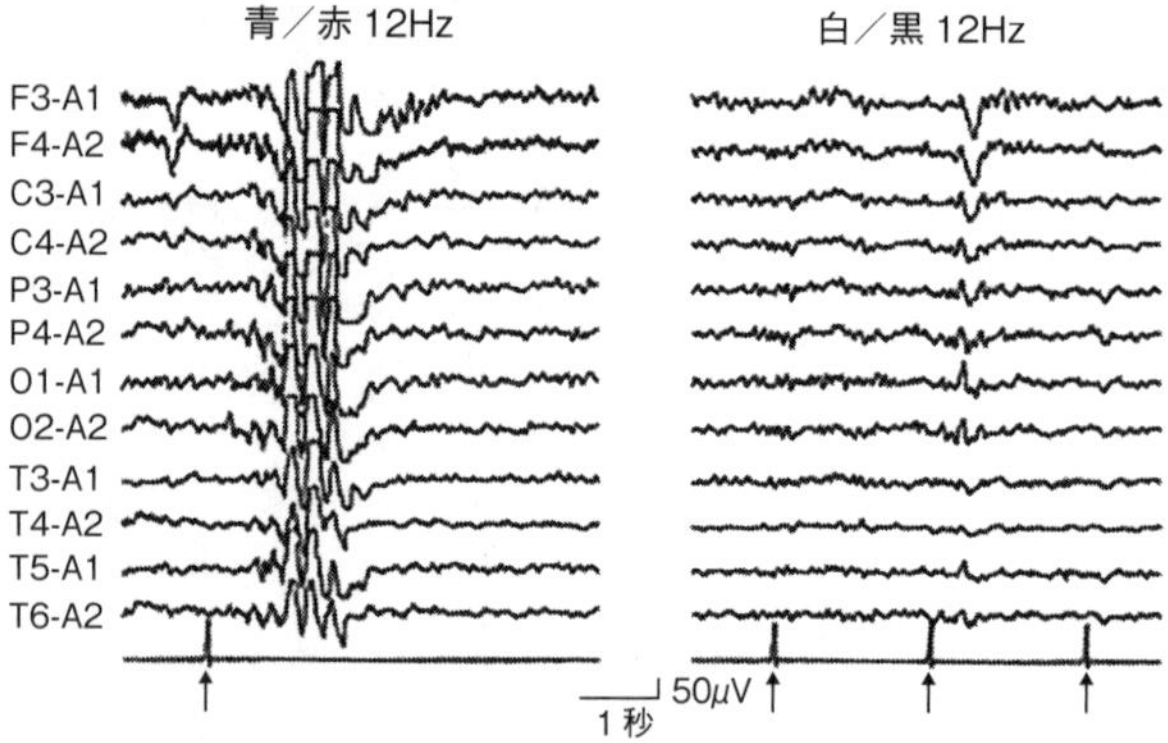

※アニメ画像（青／赤 12Hz）を呈示（矢印）すると 3Hz の棘徐波複合が前頭部優位に全般性に出現する。しかし、光刺激では、発作波は誘発されない。

出典：飛松省三著『改訂２版 ここに目をつける！脳波判読ナビ』のデータより引用

のである。てんかん患者の割合は１０００人に５～８人しかおらず、ゲーム依存症の患者の５分の１という極めて高い割合でこの波形が計測されるというのはゲーム依存とてんかんとの間に深い関わりがあるということを示している。

「ゲームてんかん」の存在を発見し、警鐘を鳴らした

図表３は私が診察したゲーム依存症の患者における治療中の脳波を取ったデータである。この患者は12歳の男子で、診断名は注意欠陥・多動症であった。小学１、２年

［図表３］　当院ゲーム依存症患者の脳波

男子・12歳（１回目の測定）

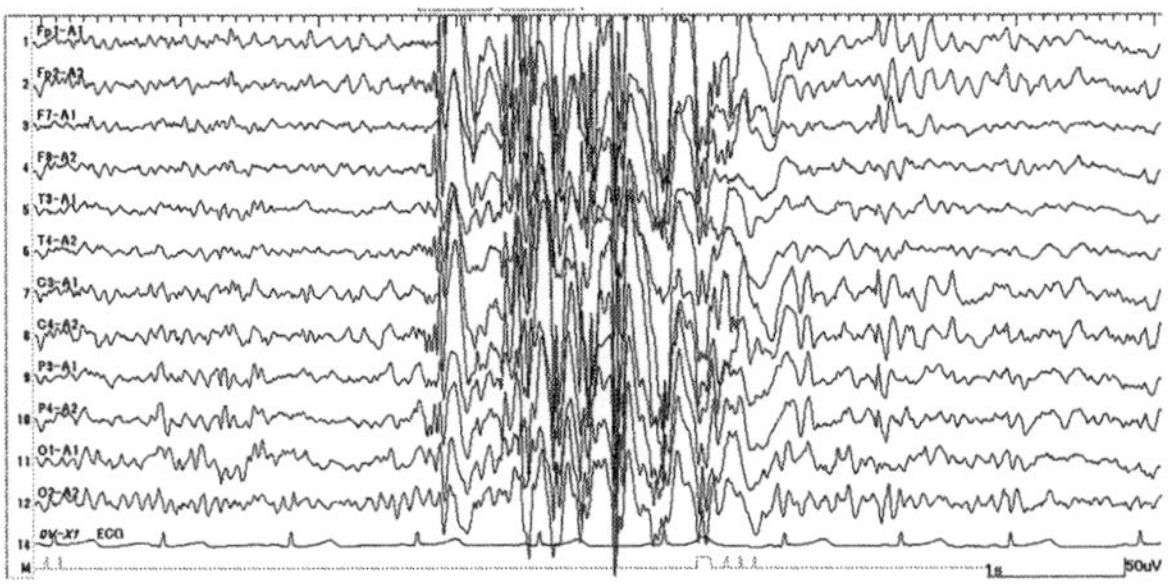

男子・12歳（２回目の測定）

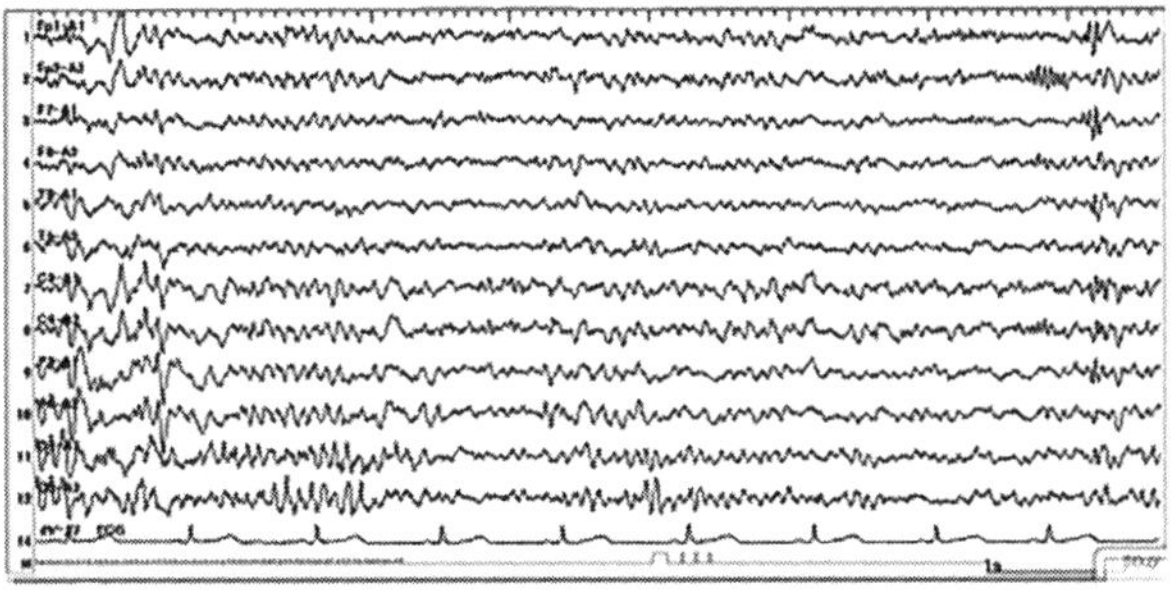

頃からゲームに没頭し親の注意に反抗するようになった。父が怒ると母へ暴言を浴びせ、母の上腕の肉を食いちぎったこともあった。ゲームをしていないときは絶えずイラつき、激しい興奮を呈した。しかし本人はその状況の記憶がないという。この患者に対しゲーム依存症とてんかんの有無を見るため、脳波を測定した。

１回目の脳波では全般性棘徐波群発が見られた。１回目の受診後、ゲームを中止すると１カ月後の脳波測定では異常波が見られなくなったのだ。私はこれを「ゲームてんかん」と名付け、学会で発表して注意を促した。

ゲームが原因の光過敏性てんかん発作であるにもかかわらず通常の小児てんかんと判断されれば、適切な治療が行われない可能性がある。小児てんかんは大脳が傷つくことによって起こる症候性てんかんと原因不明の特発性てんかんに大きく分けられる。例えば新生児においては胎内にいるとき、あるいは分娩時になんらかの原因で大脳が傷つきそれが原因でけいれんが生じることが多いとされている。また先天性の脳の奇形などでも発症する可能性がある。また小児てんかんは、成長するにつれて治るてんかんや逆に悪化すると予測されるてんかんなどさまざまである。このように光過敏性てんかん発作は小児てんかんとは原因や特徴が異なるから、精神科医は脳波と症状だけで判断することなく家庭環境などを詳細に確認したうえで慎重に原因を探る必要がある。

ただこの頃は子どもに対するゲームの有害性を訴えても、耳を傾ける人はほとんどいなかった。当時のゲーム業界は成長が著しく話題になっていたので、一人の精神科医の訴えではなかなか問題視してもらえなかった。

その間にも状況はどんどん悪くなっていった。インターネットとスマートフォンの普及によりどこでも手軽にゲームができるようになったことで、ゲームに依存する患者の数が増加していったのである。

そしていまやネット・ゲーム依存症は、世界的な問題となっている。特にインターネット先進国である韓国ではネット・ゲーム依存症の患者数は１００万人とも２００万人ともいわれており、中国では都市部だけでも２４００万人ものインターネット依存症の患者がいると見られている。

そうした流れのなかでついにＷＨＯが「ゲーム障害」を疾病と認め、治療の取り組みが世界的に始まったというのが現在の状況である。

子どもたちのネット・ゲーム依存症において問題なのは、大きく2つある。1つは睡眠障害や無気力、注意力の欠如、禁断症状としての破壊や暴力といった諸症状が生じることである。そして2つ目は、本来であれば人との関わり方や生きるための基礎知識を身につけるべき大切な時期をインターネットやゲームで棒に振ってしまうことである。身体と心にダメージを受け取り返しのつかない状況となってしまい、子どもたちのその後の人生を大きく損ないかねない。

「デジタル・ヘロイン」で人生が壊れた

実際にネット・ゲーム依存に陥り「デジタル・ヘロイン」から抜け出せず、私のクリニックに助けを求めてきた患者の事例を一つ紹介する。

Aさんがゲームに依存するようになったのは小学5年生のときだった。家庭用ゲーム機から始まり徐々にプレイする時間が増えていき、毎日10時間もゲームに費やす生活を送るようになった。

それとともに発達障害の症状が見られるようになった。対人関係をうまく築けないほか勉学が極端に苦手だったり落ち着きがなく、集団生活が嫌になって部屋にひきこもり不登校となってますますゲームに没頭するという悪循環に陥った。

その後、中学校に入学してもゲームに依存する状態は続いた。その頃はオンラインゲームが盛んになってきており、Aさんもゲームのなかに自らの居場所を求めほかのプレイヤーたちとの交流が一つの生きがいとなっていた。

そこで起きてきたのが昼夜逆転の生活である。オンラインゲームに興じるプレイヤーの多くは社会人や大学生であり、仕事やアルバイトから家に帰って一息ついたあと、夜の7時から夜10時頃にログインするというゲーム仲間が多くいた。

中学生のAさんもそのリズムに生活を合わせるようになり、夕方に起きて夜からゲームを始め明け方まで熱中するという陽の光を浴びない暮らしをしていた。中学校に入学してすぐのときには登校していたが、当然この頃には再び学校に行けなくなっていた。この時点でゲーム以外のことには意欲を示さないというネット・ゲーム依存症の症状がはっきりと表れていた。Aさんの両親はなんとかゲームをやめさせようとパソコンやゲーム機を取り上げたり外に無理やり連れ出してほかのことをさせようとしたが、そのたびにAさんは怒り狂い家中の物を破壊し、挙句の果てには両親に暴力をふるうようになった。まるで薬物中毒者やアルコール中毒者と同じような禁断症状に両親も混乱し、深く傷ついたはずだ。

そうしてAさんが「デジタル・ヘロイン」にどっぷり浸かっていたある日、些細な意見の違いをきっかけにオンラインゲーム仲間とのチャット内でけんかをしてしまい、無視され孤立するようになった。

Aさんは唯一の生きがいであり何百時間もプレイを積み上げてきたオンラインゲームのなかで自分の居場所を失ったことで途方に暮れ、何もやる気が起きない無気力な状態となった。それで両親は無気力になったAさんをなだめ私のクリニックにようやく連れてきたのであった。

「なんか、生きているのがむなしいから、死にたい」

Aさんは私にそう言った。深い落ち込みや虚無感によって生じる自殺願望も、ネット・ゲーム依存症が重度になると生じていく。

そこから治療が始まったが小学5年生から長い間ゲーム漬けの日々だったAさんの症状は簡単には治まらず、一時は薬の効果などで落ち着いてもそのあとに強い禁断症状が表れ破壊や暴力行為がしばらく止まらなかった。

私も粘り強く治療を行い、両親のサポートや介護者の介入などにより、少しずつAさんはゲーム依存になる前の状態を取り戻していったが、失った時間は元には戻らない。

思春期に不登校を続けひきこもってきたことで他者とのコミュニケーションがうまく取れないのだ。また学力も極めて低いため高校にもまともに通えず、アルバイトをする能力も気力もない——現在Aさんは20歳となったが、いまだ無職で実家にこもる日々を送っている。ネット・ゲーム依存が、Aさんの人生に大きな影響を及ぼしてしまったのである。

Aさんの体験は決して対岸の火事ではない。たった今、スマートフォンを使用しているあらゆる子どもたちの未来の姿かもしれないのだ。

［第2章］

ネット・ゲーム依存になる脳のメカニズム

医学的に見る依存症という病

「本当はやめたいけれど、どうしてもやめられない」

私のクリニックに来るネット・ゲーム依存の子どもたちのほぼ全員が口にする言葉である。これは至極当然で、やめようと思ってやめられるなら依存症ではない。

依存症は別名「否認の病」とも呼ばれ、患者のほとんどが周囲に対し自分が依存症であると認めず自らの行いを正当化しようとする。しかし一方で心の底ではこの状況をなんとかしたい、抜け出したいと思っている。それでもどうしてもやめられないのは本人の意志や性格の問題ではなく、脳の病気だからなのだ。

脳には、依存症になると組織や細胞が元の形態に戻らないという器質的変化が生じる領域がある。一度でも依存症になってしまうと、壊れたままの状態となってしまう部分があるのだ。その領域は、意欲・快感・善悪の判断などを司る「報酬系」と呼ばれる神経系をはじめ、社会性・共感・情緒と関連する領域、記憶・理解・論理など認知機能に関する領域などにまたがっていることが分かっている。

[図表4]　前頭前野と大脳辺縁系の位置と役割

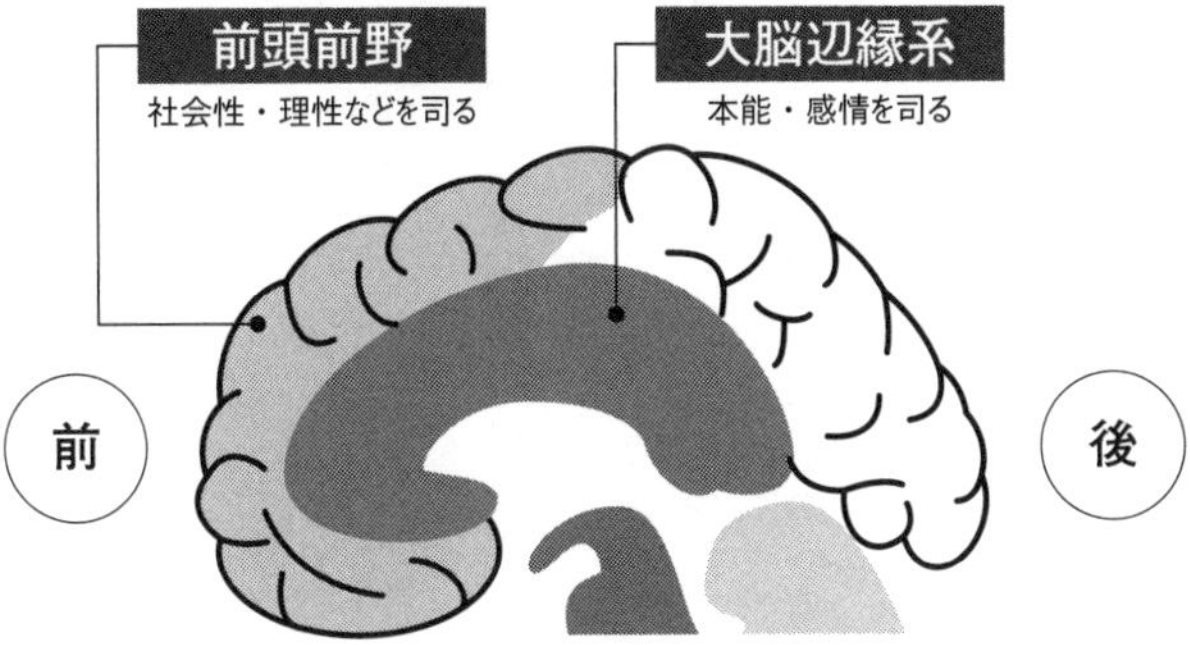

重度の依存症には脳の変質や萎縮といった変化がつきものであり、いったん脳がそういう状態になってしまえば自分の意志でコントロールをするのはまず不可能である。そしてまた一度壊れてしまった脳が再び元のように健全な状態に戻ることはほぼない。

この点をしっかりと理解しておかないと、依存症患者の苦しみには寄り添えない。「意志が弱い」「怠けもの」と本人を責めるだけでは適切に対処ができず症状はますます悪化しかねないため、注意が必要である。

依存症という病を大きく分類すると「物質依存」「行為依存」「関係依存」の3つに分かれる。

物質依存はアルコールやニコチン、大麻や覚せい剤などの薬物といった物質に依存する。行為依存はギャンブル、パチンコやパチスロのほかＳＮＳや買い物などの行為に対する依存であり、ネット・ゲーム依存症もこのカテゴリーに属する。そして関係依存とは特定の人間関係にとらわれる依存症である。異性や親子、友人などへの依存であり、ＤＶやストーカーなどもこれに含まれる。

「楽しい」「心地いい」「ほっとする」「テンションが上がる」「わくわくする」といった快楽が得られる物質や行為、関係に対し依存が起きている。

脳の報酬系が異常をきたす

精巧な脳のシステムのなかで、依存に関わる最も重要な領域が「報酬系」と呼ばれる神経回路である。

報酬系は心地よい刺激や行動により活性化される。そのきっかけとなるのが、快感をもたらす神経伝達物質の「ドーパミン」である。

脳のなかにある線条体という部位のドーパミン受容体がこの物質を受け取ることで快感や多幸感を得られる仕組みとなっている。意欲や快楽、多幸感のほか運動機能などに影響を与え、人間が活動するうえで欠かせない物質なのである。

脳はこの快感や多幸感を報酬ととらえ、それが再びその行為をするための意欲のもととなる。そして、特定の行為が自らに報酬をもたらすと学習すると、その行為を繰り返し求めるようになってくる。

この繰り返しへの欲求が依存へとつながる扉である。そして、報酬系が稼働する特定の行為を繰り返せば繰り返すほど、脳はそれに順応していく。

ドーパミンが大量に放出されると、ドーパミン受容体が一時的に感受性を失って麻痺する。さらに「ダウンレギュレーション」といわれる調整の仕組みが働くことで、受容体の数自体が減ってしまうことが分かっている。

こうした状態になると、次回はより多くのドーパミンを出さないと前回と同程度の快感や多幸感が得られなくなる。そして、より強い刺激をさらに長時間求めるようになる。耐性ができるほど、より大量のドーパミンを出す行為をしないといられなくなるというのが依存の正体である。

ただアルコールを飲んだ全員が依存症になるわけではないように、報酬系が刺激される行為をしたからといってすぐに依存が起きることはない。

さまざまなトラブルが発端となる精神的なストレスなどが引き金となり、人に快感をもたらす特定の物質や行為に逃避をすることで依存に陥るケースが多い。特に薬物という強力な快感は、半ば強制的に短期間で依存症を引き起こす。

ネット・ゲーム依存症でもインターネットやゲーム、ＳＮＳを長時間、長期にわたり続けることで脳に器質的な変化が表れ萎縮が生じ、神経のネットワークの構造が変わってくる。その結果、脳の機能が低下し社会性や共感性、認知機能などが落ちていくと考えられる。

ただしドーパミンは際限なく出続けるものではない。人間の体力にも限界があり、永遠に活動することはできない。

ドーパミンが枯渇し体力が失われると依存行為をすることもつらく感じるようになるが、それと同時にほかのあらゆることをする意欲が失われ無気力状態になる。

これが依存症を原因としたうつ状態であり、時には人を自殺に追い込むほどの深刻さを秘めている。

[図表5]　脳の構造と役割

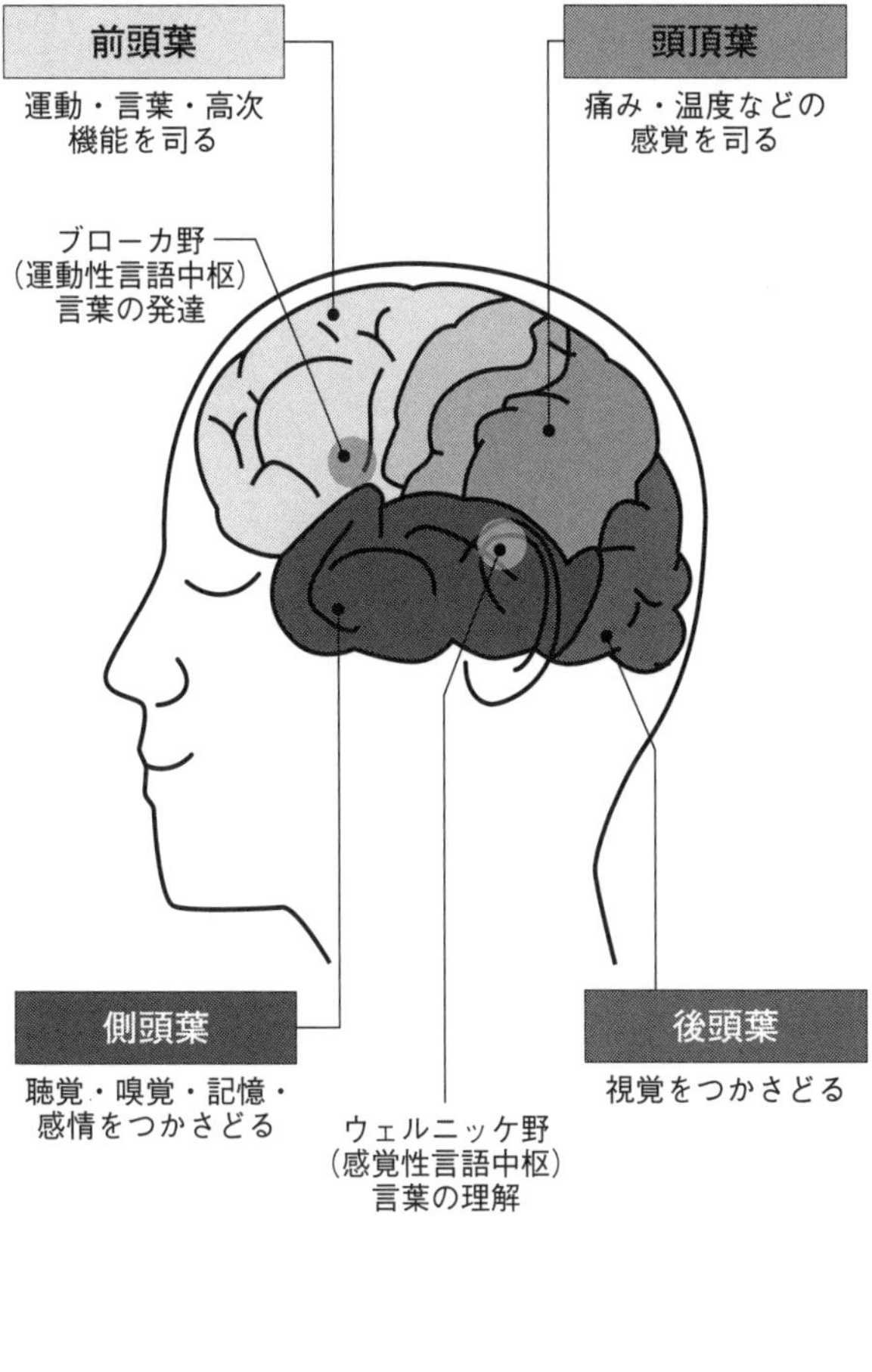
前頭葉
運動・言葉・高次機能を司る
頭頂葉
痛み・温度などの感覚を司る
ブローカ野
(運動性言語中枢)
言葉の発達
側頭葉
聴覚・嗅覚・記憶・感情をつかさどる
後頭葉
視覚をつかさどる
ウェルニッケ野
(感覚性言語中枢)
言葉の理解

薬物依存と変わらぬ作用をもつゲーム依存

ドーパミンは、薬物やアルコールといった直接的な報酬でのみ増加するわけではない。例えばお腹が空いているときには、食べ物を見ているだけでドーパミンの量が増えることが分かっている。

これはつまり、今後の行動や未来への期待によってもドーパミンが増加し報酬系が刺激されることを示している。

「もう少しで強敵を倒せそうだから、あと少しだけゲームを続けよう」
「SNSに『いいね』がついているかもしれないから、確認しよう」

このように考える時点で、すでに報酬系が刺激され快感が生まれている。そして依存症になると、例えばアルコール依存の場合であればお酒のコマーシャルを見るだけでアルコールへの強烈な欲求が生まれてすぐにでも飲みたくなってくる。この時点で脳は理性的に物事を考えるのを放棄し、長期的な利益や安心より目の前の快楽を優先する。

覚せい剤の中毒者にはたとえ逮捕されて刑務所に入っても、出所後に再び手を出し心身を壊して普通の生活を営めないほどになるまで覚せい剤をやめられない人がいる。

それは「このままでは身体を壊し、見つかれば逮捕されて今後の人生が台無しになるから今すぐやめたほうがいい」という理性の声が失われているからにほかならない。

薬物依存では理性的な思考や判断を司る前頭葉が萎縮するなどして、機能が低下することが分かっている。そうなると自分で依存から抜け出すのは不可能であり、周囲に薬が存在する限りどんな手段をとってでも手に入れようとするようになる。

こうして人生を棒に振るような強烈な依存の症状を引き起こすのは、薬物だけではない。ゲームでも同じような強烈な依存が起きることが実験で示されている。

1998年、国際的な科学ジャーナル誌である『ネイチャー』に掲載された論文で、テレビゲームをする際の脳の働きを調べたものがあった。

8名の男性被験者に50分間ゲームをしてもらいゲームのプレイ前とプレイ後の脳内のドーパミンの放出量を測ったところ、プレイ後にはその放出量が2倍に増えているのが分かった。この論文によると覚せい剤0・2㎎を静脈注射した際のドーパミンの放出量は平常時の2・3倍であるといい、50分間のゲームが覚せい剤の静脈注射にも匹敵する状態を脳内でつくりだしているといえる。

依存的特性を備えたインターネットの無限性

脳がなぜ薬物と変わらぬほどインターネットやゲームに依存するのかというと、その理由の一つはインターネットの無限性にある。

例えばＳＮＳなら、望めば望むだけコミュニティに所属でき多くの人と知り合える。ネット上で関わる人が10人、１００人とだんだん増えてくるとそれだけ対応に時間が必要になり、ネット依存に陥れば結果的に四六時中インターネットに張り付いているようなことも起きてくる。

無数のゲームが存在しており、すべてのゲームのあらゆるコンテンツを遊びつくすことは不可能であるという意味で無限といえる。

特にオンラインゲームは、一つのゲームのなかでも定期的にコンテンツが更新され新たな世界が広がり続けていくものが多く見られる。それによりユーザーは同じゲームでも飽きることなく遊び続けられる。

ゲーム会社からすれば、そうして少しでも長く遊び続けてもらうことで収益を得ていかねばならない。しかし飽きることがない、すなわち無限に続けられるというこの仕組みこそ依存症に陥るリスクをより高めるものである。

しかしＳＮＳもオンラインゲームもいつでも手軽にアクセスでき、際限なく遊べ快楽が得られる。そうした手軽さと無限に接していられる環境が依存症の一因となる。インターネットの世界にはあらかじめ依存的特性が備わっているのだ。

子どもが依存になりやすい

子どもたちが好んで高いところに登ったり周囲をよく見ずに走りだしたりするのは、それが危険な行為であると理性的に考える前に好奇心や本能のままに動いているからである。そんな子どもたちの純粋な好奇心がインターネットやゲームに向いてしまうと、無防備にその刺激にさらされることになる。前頭葉の働きが弱いということは自制心もまた弱いということであるため、プレイ時間のコントロールもなかなかできない。

オンラインゲームは特に巧みにプレイヤーの好奇心を掻き立て、大人であってもつい熱中してしまうものである。

私の臨床経験からいって、子どもとインターネットやゲームとの関わりが深まりやすい時期は大きく３つ（幼児期・学童期・思春期）ある。それぞれのタイミングに合わせた予防策を講じていく必要がある。

【依存の入り口となる3つのタイミング】

①幼児期（〜4歳）

子どもを「泣きやませたい」「静かにさせたい」という親側の理由で、早ければ０歳からスマートフォンの画面を見せられながら育つ。実際にベビーカーに乗せられている幼児がスマートフォンやタブレットを手にし、子ども向けのアニメなどの動画を見ている光景を非常によく見る。

物心がつく前から慣れ親しんだスマートフォンに対し、子どもはなんの疑問も抱かずにその後も遊び続ける。４歳頃になれば、自分で親のスマートフォンやタブレットを使ってゲームを始める子やＹｏｕＴｕｂｅで動画を見る子が出てくる。

実はこれこそが、依存症の入り口である。学童期や思春期で深刻な依存症に陥る子どものほとんどが、幼児期からインターネットやゲームと深く関わって過ごしている。つまりネット・ゲーム依存は、保護者の身勝手が生み出しているという見方もできる。

幼児期は、保護者のコントロールが最も利きやすい時期であり「ゲートウェイドラッグ」から引き離せるはずなのに、子どもの世話が大変だからという理由で与えてしまっているのだ。

現在は核家族化が進んでいるなどの理由で、夫婦だけで、あるいはどちらか一方が育児をするワンオペ育児などの状況もあり、子育てをする環境が昔に比べて大変になっている。しかし幼児期にはできる限りインターネットやゲームに触れさせずに育てることが将来、子どもが依存症になるリスクを抑える最も有効な方法であり、初めの対応が肝心なのである。

② 学童期（5～12歳）

小学校に入学する前後から、子どもたちはゲームに没頭するようになっていく。低学年のうちから自分用のスマートフォンやタブレットを買い与えられる子どもは少ないだろうが、家庭用のゲーム機に熱中する子どもが増えてくる時期である。そこで保護者が制限なくゲームをやらせてしまうと、依存症になるリスクが一気に上がる。

そして自分用のスマートフォンを持ち始め学校でパソコンやタブレットを当たり前に使いこなすようになる小学校高学年から、実際にネット・ゲーム依存症に陥る子どもが出てきている。

特にスマートフォンを与えてしまうと長時間にわたってインターネットやゲームをするようになるケースが多く、それが依存症の引き金となりかねない。

パソコンにも注意が必要である。小学校でプログラミング教育が必修化され子どもにノートパソコンを買い与えることが増えているが、インターネットやゲームへの接続をしっかり制限する必要がある。

また学童期の後半は、強制的にインターネットやゲームから引き離すことができる最後のタイミングと考えておくべきである。ここを逃し依存の兆候を抱えたまま思春期に入ってしまうと、子どものその後の人生を損なう可能性が大きく跳ね上がる。

③ 思春期（13歳〜）

悩みの増える思春期もまた、依存症に陥りやすい時期といえる。勉強や友達、容姿、体型などさまざまなことが気になり始め、いらいらしたり、不安や焦りを覚えたりする。そしてそれに対する逃避を目的にインターネットやゲームの世界にこもってしまうケースが多く見られる。

この頃になるとほとんどの人がスマートフォンやパソコンを所持し、依存するための環境も整ってくる。身体も次第に大人へと成長するので、依存に陥った子どもに対し力ずくでインターネットやゲームを遮断しようとすれば破壊や暴力、自傷行為などが起きる可能性もあり、制御が難しくなる。

この時期にネット・ゲーム依存に陥り不登校となると、勉強についていけなくなるのはもちろん、社会性や人間関係の構築といった、生きるうえで必要となる能力が身につかない。大人になりようやく依存症から立ち直ったとしても、社会生活がうまく送れずにトラブルを抱えそれが依存症の再発へとつながることもある。

思春期におけるネット・ゲーム依存症は、その後の人生を損ないかねないほど深刻な病

［図表6］　ゲーム依存症への指導・対処法

〈症状〉		〈指導・対処法〉
●スマートフォン・ゲーム・インターネット依存症	➡	日内リズム・生活の不規則について指導
●毎朝の起床が不規則（不可能）	➡	昼夜逆転について指導
●不登校	➡	医療機関・各相談機関との連携

気である。一刻も早く治療に着手しなければならない。

ネット・ゲーム依存の兆候を知る

ネット・ゲーム依存症からわが子を守るには、少しでも早いタイミングで依存の兆候をつかみ精神科医をはじめとした専門家に相談する必要がある。

医療機関においてはネット・ゲーム依存症は行動や精神状態などの特徴から判断するのが一般的であるが、それも一筋縄ではいかない。

依存状態かただ熱中しているだけかという線引きは、なかなか難しい。ゲームでいうと長時間プレイしていてもそのときだけ熱中しているという可能性もあるし、逆に短時間のプレイであっても依存の兆候の一つかもしれない。

ネット・ゲーム依存症の場合、患者が病院へと向かうのは、基本的には生活に支障が出てからである。そこまでいけば依存症であるとすぐに判断できるが、その段階まで依存が進んでしまわぬうちに依存の兆候を発見し対策を講じなければいけない。

ではどういった点から依存の兆候を見抜くのかというと、米国精神医学会による『DSM－5』の診断基準に基づき次のような点を検討していくのが一つの方法である。

①どの程度とらわれているか

ゲームで一晩だけ徹夜したというような一過性の熱中では、決してとらわれるという状況にまで陥っているとはいえない。依存症というのはインターネットやゲームが日々の生活のなかで主要な活動になるという何かにとりつかれたかのように没頭するというレベルを指す。朝から晩までインターネットやゲームのことしか頭になく食事や寝る時間も惜しんでパソコンやスマートフォンに向かっているほど精神がとらわれているなら、依存症の可能性が高いといえる。

熱中と「とらわれ」を見分けるポイントの一つは時間である。単なる熱中であればそのうち飽きて興味を失うタイミングが訪れるが、依存的にとらわれてしまえば何カ月、何年にもわたって没頭した状態が続くことがある。

精神がより深くインターネットやゲームにとらわれてしまうと、現実と仮想世界との境目があいまいになるケースが出てくる。ここまでいくとかなり高い確率で依存症に陥っているといえ、もしそうした様子が見られるなら極めて危険な兆候と考えるべきである。

実際に、依存症が進んで現実とゲーム内との区別がつかなくなった人が事件を引き起こすケースがある。

中国では２００４年に、13歳の少年が一つのゲームを36時間にわたってプレイし続けたあとマンションの高層階の窓から飛び降りて自殺した。この少年は書き置きを残しており、それを読んだ両親は「息子は、窓から空に飛び出すことでゲーム内のレアなキャラクターに会えると信じていた」ことが分かった。

自殺よりもさらに凄惨なのが、周囲の人々を巻き込んだ事件である。

１９９７年にアメリカのヒース高校で起きた銃乱射事件では、礼拝堂で祈りをささげる生徒たちに対し14歳であった生徒が銃を乱射、３人が死亡し５人が負傷するという惨事となった。加害者の少年は、それまで銃を撃った経験がなかったにもかかわらず、発砲したすべての弾を被害者に1発ずつ命中させたという。そんなことができた背景には、少年が依存していたであろうゲームの存在があるといわれている。そのゲームでは、一つのターゲットに対し1発の銃弾しか撃つことができなかった。少年はゲームの世界を現実で忠実に再現していたのである。

こうした事態は基本的には依存が進んだ段階での話であるが、現代においてはＶＲ（ヴァーチャルリアリティ）技術が進化し仮想空間もよりリアルになっており、依存症でなくとも現実との区別があいまいになる瞬間があるほどだ。今後どんどん増えてくるであろうＶＲゲームに没頭すると、依存の兆候が出てくる初期段階から現実と仮想世界の区別がつかなくなる可能性は十分にあると考えられる。

このところ仮想空間が「メタバース」と呼ばれ、アメリカの大手ＩＴ企業をはじめ影響力をもつ企業が続々と参入を発表している。子どもたちが今以上に、精緻なメタバースのなかでゲームをプレイするのが当たり前となる時代がそう遠くない未来に訪れる。精神科医としてこの未来が訪れることを想像すると、子どもたちの依存がより進むのではないかと恐怖を抱かずにはいられない。

② 禁断症状があるか

依存症の禁断症状には破壊や暴力などの激しい行為のほかいらいらや不安、気分の落ち込みなどもそれらに分類される。

ネット・ゲーム依存でも初期の兆候として、インターネットやゲームを取り上げられた際にそうしたいらいらや不安を抱くようになる。インターネットやゲームのない状態が不快であり、それを解消するために再びインターネットやゲームに手を出せば禁断症状はすっかり消え気分が良くなる。そうした不快の解消の経験がさらに依存を強めていく。この構造は薬物依存とほぼ同じである。

ただネット・ゲーム依存において、いらいらや不安という初期の兆候をすぐに依存と結びつけて考えるのは難しい。

楽しんでいた行為をやめさせられたら大人でもいらいらするだろうし、不安も落ち込みも日常的な感情の一つでありそれがネット・ゲーム依存の禁断症状かどうか分からないからである。したがって依存症の兆候として判断できるのは依存がもう少し進んでからになることが多い。

依存が進むと禁断症状も強まるのが一般的であり、中断によるストレスが行動に表れるようになる。

インターネットやゲームを取り上げたことで、激しい気分の落ち込みから無気力になる。また暴言を吐くなど、いらいらを人にぶつけるようになった場合は注意が必要である。

③ 費やす時間がどれだけ増えたか

インターネットやゲームに費やしている時間にも兆候が表れる。

これも熱中との区別がやや難しく「長時間プレイしたから依存症」とは一概にはいえないが、見極めのポイントは、飽きることなくやり続け日々費やす時間が増えているかどうかである。

熱中しているだけなら、時に寝食を忘れてネットやゲームに興じるようなことはあってもいずれはその熱が冷めて飽きて日常に戻る。しかし依存症ならフェードアウトすることなく、むしろ時間が経つほどに深くはまっていく。

その理由はインターネットやゲームで脳の報酬系が刺激され、それを繰り返すたびに脳が順応して耐性ができてくるからである。

ドーパミンが大量に放出されることで「ダウンレギュレーション」が起き、より強い刺激を長時間求めるようになる。これによってインターネットやゲームに費やす時間がどんどん増え、依存がさらに進む。

インターネットやゲームへの長時間にわたる没頭が日常生活に明らかな負の影響を及ぼし始めた段階で、依存症を疑わねばならない。

④自分では制御できなくなっているか

依存症の大きな特徴といえるのが、適度に楽しむことができなくなることである。

ギャンブル依存になればあり金はもちろん借金をしてでも賭け続け、運良く勝った場合もそのお金をまたギャンブルに費やす。アルコール依存なら、日常生活がままならなくなってもお酒を飲み続ける。ネット・ゲーム依存も同様で、学校の授業や仕事があってもその手を止めることはできないのだ。

すなわち、度を越してのめり込み自ら管理できない状態にあるなら依存症の確率が極めて高い。

依存症になっても「もはや自分でコントロールできない」という自覚はなかなか湧いてこない。「いつでもやめられる」「明日はやらないことにして、今日だけやろう」というように、自分に対する言い訳をしながら目の前の快楽に溺れていく。特にオンラインゲームにおいては、不特定多数のプレイヤーがチームを組んで戦うようなコンテンツが一般化している。そのためバトルが終わるまではパソコンやスマートフォンから離れられないという状況におかれがちである。ゲームをやめることができない言い訳を考えるのにはうってつけの環境となっている。

そうして本人が言い訳を重ねて依存症であるのを否定している状況であっても、明らかに時間の管理ができず日常生活に支障が出始めているとしたら依存症の兆候と考えるべきである。

自分が依存する物事以外の興味関心を失ってしまうというのも、依存症の恐ろしいところである。

これまでの人生でさまざまな経験をしてきて自分なりの喜びや楽しみを見いだし大切なものを守ってきたのに、依存症になるとそうした価値観は崩壊していき、夢や希望、将来といった自らの大切なものすらどうでもよくなってしまうのである。

これは自分が何に幸せを感じどんなことが喜びとなるかという価値観を生み出すもととなっている脳の報酬系に異常が生じているからにほかならない。

報酬系は自らが望むことに対して意欲を高める一方、やってはならぬことに対してはブレーキをかける役割も担っている。

依存症になるとこのブレーキをかける機能が失われるため、後先を考えることなく目の前の快楽にすべてを委ねてしまう。

インターネットやゲームを頻繁に行うようになったことで、それまで熱心にやっていた

⑤ ほかのことへの関心を失っていないか

物事に急に関心がなくなる、将来に対してなげやりになる、生活がだらしなくなるなどの兆候が表れたら注意が必要である。

⑥問題が起きているのを無視してはいないか

目の前にある楽しいことを優先し、やるべきことを後回しにしてしまうという経験は多くの人が経験しているはずだ。依存症の場合も行動としてはそれと同じであるが、日常にどこまで支障が出るかという代償の大きさがまったく異なる。

例えば依存症ではない人が徹夜でゲームに没頭し翌日寝坊して学校や仕事に行けなかったとする。

普通ならそこで反省して同じようなことを起こさないようにする意識が働き、ゲームを自ら断ったりゲームの時間を制限したりするはずである。少なくとも、学校や会社を辞めさせられるような事態になるのは避けるように自らの行動を修正するはずだ。

ところが依存症だと、寝坊して学校や仕事に行けなくなっても、だからといってゲームを制限しようとは考えないしそれにより人に迷惑がかかっても関係ない。むしろそんな現実社会から目を背けるように、さらにゲームに没頭していく。

このようなことを繰り返せば、社会生活には当然支障が出る。度を越せば自らの居場所を失い、生活の糧を得られなくなる。

そこまでいっても、依存が終わることはない。借金をしたり実家にひきこもったりしてでも、なんとかゲームを続けようとするのだ。

インターネットやゲームに没頭し始めてから周囲でトラブルが増えたにもかかわらず、無頓着でたいしたことがないというような様子であったら、依存症の兆候かもしれない。

⑦ 嘘をつくようになったか

私のクリニックにやってくるネット・ゲーム依存症の患者にいえるのが、依存症になってから嘘をよくつくようになったということである。

特にゲーム依存では、私に対してもほぼ確実にプレイしている時間を偽る。本当のことを言って、ゲームを取り上げられるのが怖いからである。逆にいうとプレイ時間をごまかすようになってきたら依存症の兆候の一つととらえるべきである。

オンラインゲームへの依存は、高い確率で課金と結びつく。そのお金欲しさに嘘をつく、親の財布から盗むことも実際にある。また知らない間に子どもが課金をし、クレジットカードの請求が何十万にも上ったというケースもある。

こうした嘘や盗みというのはより強い快楽を得るために行われるものであり、脳の機能低下による善悪の判断能力が欠如したことで依存状態を維持しようとする側面がある。子どもを注意深く観察し、課金をしていないかどうか注意を払う必要がある。

⑧ 逃避の傾向はないか

どんな人もインターネットやゲームを始めたばかりの頃はきっと新鮮な気持ちでそれ自体を楽しみわくわくしていたはずで、それはいわばポジティブにインターネットやゲームに触れている状態であり依存には至っていない。この段階での目的はあくまでインターネットやゲームを楽しむことにあり、趣味的な感覚であるといえる。そして最初は熱中してもその熱はいつか自然に冷めて娯楽として楽しむ程度に変わっていく。自然に距離が取れるようになってくるもので、少なくとも病的な領域にまで至ることはない。

しかしインターネットやゲームが嫌な気分や退屈を和らげるための存在に変わってしまった場合は、それが依存の入り口となる。

実はネット・ゲーム依存の患者のほとんどは、楽しいから続けているわけではない。何か目的や叶えたいことがあってやっているわけでもない。本人にとって苦痛と感じる現実からの逃避を目的に行っているのだ。

インターネットやゲームが特別に楽しいわけではないがとりあえず触れていれば気が紛れると、使用すること自体が目的化し依存症はどんどん進行していく。いずれ、「それなしの世界は考えられない」「それがなければ生きていけない」というところまでいき、依存の沼に肩まで浸かってしまうはずだ。

趣味的に楽しんでいたところから次第に手放せなくなっていったなら、それは逃避を目的とした使用へと移り変わっている可能性が高くかなり危険な兆候といえる。

⑨人間関係がネット優先になっていないか

インターネットやゲームの世界へ傾倒していくと現実社会への興味が薄れ、自らの居場所をインターネットやゲームのなかに求めがちである。それは、現実社会よりも仮想空間のほうが本人にとって居心地が良くなっていくからにほかならない。

例えばオンラインゲームであれば多くはプレイするほど上達してレベルが上がり強くなっていくため、ゲーム仲間たちから一目おかれたり新米のプレイヤーから尊敬されたりするようになって承認欲求を満たせる。特に現実社会で行き詰まりを感じているようなときはそうした自分を認めてくれる人々がたくさんいるゲームの世界が心の救いとなり、それが依存を深めることもある。

その兆候は人への接し方や態度に表れる。家族や友人といった周囲の人々に対し明らかに興味関心がなくなっていき、現実世界での人間関係よりもインターネットやゲーム上でやりとりしている人間関係を優先するようになる。そして依存がさらに進めば周囲の人々に対する暴言や暴力が始まる。そして現実社会全般への興味が失われて不登校やひきこもりになる。

したがって、最も身近な存在である家族との関係をおろそかにしてインターネットやゲームの人間関係を優先し始めたら注意が必要である。

脳波測定で依存の兆候が分かるケースも

ここからは私がこれまでに依存の兆候をつかむ方法を研究してきた内容について報告する。

私は2014年から2015年にかけてクリニックを受診した18歳以下の患者652人のうちネット・ゲーム依存症が疑われる338人（平均年齢11・6歳）の脳波を測定し、インターネットやゲームが脳に与える影響を調査した。

そのなかでネット・ゲーム依存症と診断されたのは229人で、うち脳波異常が見られたのが128人であった。

脳波に異常があった患者に対しては、しばらくネット・ゲームを禁止または時間を短縮させたうえで再度脳波を測定した。それによってほぼ半数の患者の脳波が改善した。

こうした臨床研究の結果から、ネット・ゲーム依存から「ゲームてんかん」が引き起こされる可能性があることは明らかといえる。

これを逆にいえば、依存が疑われ、てんかん歴のない患者の脳波に異常が見られたならそれがネット・ゲーム依存症の診断の一つの根拠となり得るだろうと私は考えている。

ネット・ゲーム依存に陥るまでの流れとは

次の事例は具体的にどのようにネット・ゲーム依存に陥っていくのか、その典型的なものである。

Ｆさんの様子がおかしくなってきたのは小学６年生のことだった。両親によるとスマートフォンを買い与え、それでゲームをするようになってから徐々に様子が変わってきたという。それまでのＦさんはどちらかというと物静かな子どもで親に反抗することもなく、これといった問題はなかった。

しかしある日を境に親の言うことに逆らうようになった。そうして反抗の意思を示すのは、決まってスマートフォンでゲームをしているときだった。

「今いいところだから」

「もうちょっとだけ」

そのように言い訳をして、なかなかゲームをやめようとしない。親が無理やりやめさせようとすると、感情をむき出しにして激しく怒るようになった。

Ｆさんの両親は共働きで帰宅が夜遅くなることもあり、それまでの間Ｆさんがどう過ごしているかを把握していなかった。家に一人でいるのでゲームをするのも仕方がないと思い黙認していた。しかしゲームをやめるよう注意をした際、激しく反抗したことがきっかけで、両親がいない間の過ごし方を確認したところどうやら学校が終わるとすぐにゲームを始め、親が帰ってきてやめるように注意されるまで続けていることが分かった。

しかしその時点では、Ｆさんの両親はそこまで危機感をもっていなかった。ゲームを制止すると、けんかになるためそれが面倒で本人が眠くなるまでプレイをさせておくこともしばしばあったという。この段階で、おそらくゲームのプレイ時間は1日平均5時間を超えていたと考えられる。

中学校に入学するとＦさんは授業のために買ってもらったパソコンを使い、自分の部屋でオンラインゲームをするようになった。

Ｆさんの両親は、時には夕食もまともにとらずゲームに没頭している様子を見かね、ゲームの時間を夜10時までと制限を設けた。もしそれ以降にゲームをした場合はスマートフォンやパソコン、ゲーム機を取り上げると宣言し、夜には部屋に見回りに行くようにした。

Fさんは最初強く反発したが諦めたのか、ひとまず10時になるとゲームをやめて床に入るようになった。

しかし中学2年になる頃には、次第に朝起きられなくなり体調不良を理由に学校を休む日が増えてきた。実はFさんは両親が寝静まったのを確認し深夜から朝まで思う存分ゲームに興じており、昼夜逆転の生活になっていたのである。

休みの日も家族と過ごそうとはせず、ひたすら部屋に一人でこもるようになった。無理に連れ出そうとすると暴言を吐き、部屋のものを壊すようなこともあった。

中学2年の夏休みが終わってからは、ついに学校に登校することもできなくなった。この頃には1日に10時間もゲームをプレイし、昼夜は完全に逆転した状態になっていた。両親もこのまま放置しておくとさらに大変なことになると感じ、ようやく危機感をもち私のクリニックを受診した。

診断の結果、Fさんは完全にゲーム依存症に陥っていた。

私は過去にさかのぼってその原因を探り、発端は小学6年生のときにクラスでいじめにあっていたことだろうと考えた。仕事で忙しい両親は普段のFさんの学校での様子を聞くこともなく把握すらしていなかったが、学校が苦痛になったFさんはスマートフォンのゲームに逃避することでそれを紛らわせており、それが依存の入り口となったのであった。

現実社会でのストレスから逃避すべくゲームにはまり、プレイ時間がどんどん延びていきそれとともに次第に口調や態度が乱暴になっていく。そして昼夜が逆転して生活リズムが狂い、体調不良に陥り最終的には不登校になるというのが子どもがネット・ゲーム依存症に陥る典型的なパターンである。

そして依存の入り口には、孤独や不安、寂しさが必ずといっていいほど存在する。大人が子どもにしっかり目を配り、いじめや友人とのけんか、学力不振などのトラブルを子どもが一人で抱え込まぬように気をつけなければならない。日頃から子どもの様子を注意深く観察し困っていることや悩んでいることなどにしっかりと耳を傾けることで、子どものネット・ゲーム依存の多くは予防できるはずである。

「予後」はまだまだ研究されていない

一度でもネット・ゲーム依存症となってしまったら、残念ながら依存症との付き合いは一生続いていくことになる。

ネット・ゲーム依存症は１９９０年代からその存在が少しずつ知られるようになった比較的新しい依存症であり、現在その温床となっているスマートフォンやオンラインゲームが普及したのはつい最近のことである。

したがってネット・ゲーム依存症の予後については、まだ分かっていないところも多くある。私もゲーム依存の研究を手掛けるようになって20年経つが、今後もさらなる追跡調査が必要であると考えている。

ただ一ついえるのは、ネット・ゲーム依存症はほかの依存症と同じように完全に治ることはない病であるということである。依存症になると脳が変質し、回路が書き換わってしまう。その後、たとえ一時的にその行為や物質を断つことができたとしても再びそれに触れてしまえば、脳内回路が反応して依存状態に戻っていく。

こうして再発を繰り返すというのも依存症の恐ろしいところであり、ネット・ゲーム依存症にも当てはまる特徴であると考えられる。

依存症になってしまえば、脳は二度と元には戻らないのだ。

［第3章］

子どもたちがネット・ゲーム依存に陥る要因

0歳からインターネットにさらされる、現代の子どもたち

2017年、スウェーデンで発表されたある調査に私は衝撃を受けた。『スウェーデン人とインターネット』という過去20年のインターネット使用習慣についての調査である。スウェーデンの人の生活のなかにいかにインターネットが浸透しているかを示すものであったが、そのなかの子どもたちに関する調査結果に私の目はくぎ付けになった。

1歳までに4人に1人がインターネットに触れ、2歳には半数以上がインターネットを毎日使うようになるというのだ。

そして7歳ではほぼすべての子どもがインターネットを使いこなし、11歳では自分のスマートフォンを持ち、思春期になると3~4時間をスマートフォンに費やしているという。

そのほかにもアメリカでは思春期の子どもたちは毎日9時間もテレビやインターネットに費やしているという調査があり、イギリスでも子どもたちが毎日6時間もパソコンやスマートフォン、テレビなどのメディアに費やしていると指摘する調査がある。

ただでさえ脳が未発達な子どもたちがこうした環境におかれていては、ネット・ゲーム依存症が増えるのは当然である。

実際に、依存症の有病率が最も高いのは思春期の子どもたちである。

総務省の『情報通信白書（２０１４）』によれば、日本、アメリカ、イギリス、フランス、韓国、シンガポールの６カ国共通で10～20代のインターネット依存傾向が高くなり、年齢層が上がるにつれてその依存傾向が低くなったという。

厚生労働省の『厚生労働科学研究報告書（２０１９）』によると日本の中学・高校生でネット依存が疑われる人の数は２０１２年には推定52万人だったのが２０１７年には93万人にまで増えている。

これらの調査が示しているように、幼少時からスマートフォンやタブレットで仮想の世界に親しんでいるからこそ思春期になって悩みが増えたときの逃避先としてインターネットやゲームを選び依存症へとつながっていくのである。

10年で急成長したスマートフォンゲーム市場

従来のゲームよりもネット・ゲーム依存症になりやすいコンテンツといえるのが、オンライン型のスマートフォンゲームである。

昔はゲームといえばオフラインでパソコンや家庭用ゲーム機でプレイするものであった。1980年代頃からファミリーコンピュータという家庭用ゲーム機が大人気となり、小学生や中学生がこぞってゲームに熱中した時代があったが、その頃は、子どもがゲーム依存になるようなことはほぼなかった。

家庭用ゲーム機で遊ぶには家のテレビにつなげなければならず、監視の目が届きやすくグラフィックがまだ粗いため現実世界と重なりづらかった。子どもたちにとって「ゲートウェイドラッグ」となるまでには至らなかったのだ。

その後、国内でインターネットが一般家庭に普及しだした頃から状況が変わってくる。2000年代になるとオンラインゲームが少しずつ広がり始め、それに伴ってゲーム依存に陥る人も、じわじわと増えてきた。

そして依存症の患者が大きく増える契機となったのが、スマートフォンの普及と、それに伴うスマートフォンゲームの広がりである。スマートフォンゲームの国内市場は2011年には3000億円程度であったが、ここ10年で急成長し、2020年の市場は1兆2000億円にも上っている。

スマートフォンゲームがもつ最大の特徴といえば、ゲームをダウンロードするだけで始められる手軽さだ。ほとんどのスマートフォンゲームは基本的なサービスは無料で提供し、より高度な機能を使う際に料金が発生するという「フリーミアム」のビジネスモデルとなっており、誰でも無料で入手できる。

この手軽さこそスマートフォンをきっかけにゲーム依存症に陥る患者が近年、一気に増えている最大の要因の一つといえる。

いつでもどこでもできるスマートフォンゲームの依存性

オンラインゲームはいまや一般化し、世界中のプレイヤーとともにゲームを攻略するというスタイルも、もはやおなじみのものとなっている。

ゲームにログインすれば、そこには不特定多数のユーザーが存在し、リアルタイムで会話を交わし、チームを組み、スコアを競っている。ユーザーの顔こそ見えないもののゲーム内のチャットを通じてコミュニケーションを取り、互いを賞賛し、励まし合いながらゲームをすることができる。

現実社会にうまく適応できずに悩んでいる人がオンラインゲームに傾倒していく理由は、この特性によるところが大きいと考えられる。ゲームを続け実力が上がるほどにゲーム内で多くの賞賛を得ることができ、それが現実社会では満たすことのできない自らの承認欲求を満たしてくれるため居心地がいいのである。

またスマートフォンさえあればいつでもどこでもプレイでき、通学の合間や休み時間、寝る前など1日のあらゆるタイミングで再開できるという特性も依存リスクにつながっている。加えてスマートフォンゲームにはゲーム関連の最新情報をスマートフォンの画面上に通知する「プッシュ通知機能」があり、ゲームのほうからもユーザーを誘惑してくる。子どもたちにスマートフォンを渡してしまえば、目が届かない時間にどれくらいゲームをプレイしているかを把握するのは難しくなるのだ。

子どもたちを虜にするスマートフォンゲームの罠

オフラインゲームにはないオンラインならではの大きな特徴が「アップデート」である。ゲームの運営会社は新たなキャラクターを発表する。期間限定イベントを開催し、次のストーリーを公開するなどゲームの新要素を常にアップデートしている。

中身の変わることのないオフラインゲームならどんなに熱中したソフトでもやり込んでいくといつか飽きるものであるが、定期的なアップデートを繰り返すオンラインゲームは、飽きることなくプレイし続けられる無限性をもっており依存的特性が極めて高いといえる。

さらに多くのゲームでは継続してログインするユーザーに対する報酬を設けている。1日ごとにその日の初回ログインのタイミングで報酬が与えられる、1カ月連続でログインするとレアなアイテムやカードがもらえるなど数多くゲームにアクセスするユーザーが得をする仕組みがある。

そして、スマートフォンゲームで最も依存リスクが高い仕組みといえるのが、代表的な課金システムである「ガチャ」である。

お金を使ってガチャを引き強力なアイテムを手に入れるとゲーム内での成長を早めることができ、自らの影響力を維持することもできるというシステムである。魅力的なシステムであり、実際に知らぬ間に何十万円もの課金をしてしまった子どものことで相談に来る保護者は多い。

お金という限られた資産を投じランダムに当たり外れが抽選されるガチャにチャレンジするという行為は、ギャンブル以外の何物でもない。

ギャンブルにはスリルや興奮、高揚感があり、それを忘れることができず「次もまた勝てるかもしれない」と継続的に行うようになるのが依存症である。最後には自らの利益よりもその行為自体の陶酔感を目的にお金をつぎ込んでしまうというギャンブル依存症の要素がスマートフォンゲーム内に潜んでいる。

依存が起きやすいゲームの種類

ロールプレイングやシューティング、シミュレーションにパズル、スポーツなどスマートフォンでプレイできるオンラインゲームのジャンルは多岐にわたるが、そのなかでも特に依存性の強いゲームジャンルがいくつか存在するため解説する。

ＦＰＳ（ファーストパーソン・シューティング）

操作するキャラクターの視点でゲーム内の世界を移動し、武器などを使って敵を倒し続けるゲームである。「敵を倒す」というといかにもゲーム的だが、人の姿や武器などがグラフィックでリアルに再現されている。実際にアメリカで起きた青少年による銃乱射事件で、加害者がＦＰＳに没頭していたという報告もある。私のクリニックの患者でも、ＦＰＳをきっかけに依存症に陥ったという子どもが何人もいる。精神的な刺激も強く、脳が未熟な子どもたちにとってはリスクの高いゲームジャンルである。

ＲＴＳ（リアルタイム・ストラテジー）

プレイヤーが指揮官となり自陣のキャラクターに命令を与え、リアルタイムで数多くのキャラクターを操作して敵のチームを攻略していくというゲームである。事前の戦略が重要になることに加え、敵の動きにリアルタイムで対応していく判断力やすばやい操作といったスキルも求められる。世界で大流行しているゲームであり「エレクトロニック・スポーツ（Ｅｌｅｃｔｒｏｎｉｃ　Ｓｐｏｒｔｓ）」として世界大会が行われ、何億円もの賞金が出ることもよくある。その人気ゆえに少しでも強くなろう、うまくなろうと没頭する人が続出している。

ＭＭＯＲＰＧ（マッシブリー・マルチプレイヤー・オンライン・ロールプレイング）

主人公であるプレイヤーがゲームの世界を探索し、モンスターなどと戦いながらレベルアップをしていくロールプレイングゲームのオンライン版である。数百人から数千人もの規模のプレイヤーが参加し、同じゲームの世界を楽しむ。プレイヤー同士がチームを組んで強敵にあたったりともにミッションを達成したりするなかで、コミュニケーションが生まれる。活躍すれば賞賛され、うまくいかなくても励まし合うその関係に現実社会にはない心地よさを見いだしＭＭＯＲＰＧの世界に逃避してしまうとゲーム依存症に陥りやすくなる。

ゲーム依存に陥りやすい特性とは

お酒が好きな人のすべてがアルコール依存症になるわけではないように、インターネットやゲームに没頭したからといってあらゆる人がネット・ゲーム依存症となるわけではない。ネット・ゲーム依存になりやすい特性や傾向が存在すると考えられている。

日本で行われた３０００人あまりの中学生とその両親を対象にした寝屋川調査に基づけば、ゲーム依存に陥りやすい子どもの特性は、次のようになる。

・男子
・小学校低学年以下からゲームを開始
・多動で落ち着きがない
・集団生活が苦手
・幼い頃の愛情不足
・過保護な教育

・いじめや孤立

ゲーム依存に関しては、男子は女子の3・5倍のリスクがあるといわれる。ただ女子はその分、LINEをはじめとしたSNSへの依存傾向が男子より強く見られる。

インターネットやゲームに触れるのが早ければそれだけ依存症に陥るリスクが高まるというのは、私の実感としてもある。多動や集団生活が苦手といった発達障害と関連するような要素も、依存症と結びつきやすい。幼い頃の愛情不足や過保護な教育など保護者のあり方も依存症の陥りやすさに大きく関わってくる。

そして最も見逃せない要素がいじめや孤立である。これもわが子のSOSを見逃し、あるいは放置しているという点において、親にその責任の一端がある。

いじめや孤立によるストレスが依存の引き金に

ネット・ゲームを含む多くの依存症の背景には、必ずといっていいほど精神的ストレスが存在する。

心身が健全で現状に特に不満がなく、親にもたくさんの愛情をもらっているような子どもはまず依存症にはならない。なんらかの理由で挫折感や疎外感や孤独、寂しさを抱えている子どもが依存症になりやすい。

ギャンブルやアルコール、買い物といったさまざまな依存先がある大人に比べ子どもはその選択肢が限られ最も手近にあるものとしてインターネットやゲームに傾倒していく。

私の臨床経験からいうと子どもたちを依存症へといざなう精神的ストレスの最も大きな要因はいじめに代表される人間関係のトラブルとそれによる孤立である。そこに両親の不在や不仲といった家庭内での孤立が加わると、さらに依存リスクが上がる。

もう一つの代表的な要因としては、学業の不振である。

学校の勉強についていけず周囲から馬鹿にされたり、受験でいい中学校に入ったけれどハイレベル過ぎて挫折したりすると、やはり大きなストレスがかかりそれに対する逃避行動として依存が起きてくる。

こうした背景に加え、本人の性格的な要素も関係してくる。人付き合いが苦手で友達をつくるのに消極的な人、口下手で自分の気持ちをうまく伝えることが不得意な人は依存症になりやすいと考えられる。

ネット・ゲーム依存と発達障害の深い関わり

そのほかに発達障害を抱えている子どももネット・ゲーム依存症に陥りやすい傾向があることが明らかになっている。逆にネット・ゲーム依存に陥ることで、自閉症スペクトラムやＡＤＨＤといった発達障害が後天的に表れてくる可能性もある。

近年は発達障害を抱える子どもや若者が増加傾向にある。例えば代表的な発達障害といえる自閉症スペクトラムの比率はかつては０・０５％（１万人に４～５人程度）といわれていたが、近年では有病率が上昇し１・５％に達するという見方もある。韓国では子どもの２・６％が自閉症スペクトラムであるという報告がある。

自閉症スペクトラムの発症は遺伝的要素によるところが大きいとされてきたが、実は環境的な要因の影響も多大にあると分かってきた。スタンフォード大学などの研究者によれば、遺伝的要素は４割以下でむしろ環境的な要因の影響のほうが強いという。

もう一つ代表的な発達障害として挙げられるのが、ＡＤＨＤ（注意欠如・多動症）でこちらも環境的要因の影響が顕著である。

自閉症スペクトラムやＡＤＨＤの発現につながる環境的要因として、家庭環境がある。両親の不仲や虐待を受けていると、これらの発達障害的症状が表れる可能性が高まる。

ネット・ゲーム依存を抱える子どもには、こうした症状が高い確率で見られる。

自閉症スペクトラムの特徴である感情の共有が苦手さや社会性の低さも、ネット・ゲーム依存症の症状にもぴったりと当てはまる。

依存症では共感性や社会性に関わる脳の領域の機能が低下することが知られており、それが相互に作用し自閉症スペクトラムの発現を促す可能性もあるのではないかと私は見ている。そう考えれば、深刻なネット・ゲーム依存症に悩まされた韓国で自閉症スペクトラムの子どもの割合が著しく高くなったのも説明がつく。

また、ＡＤＨＤもネット・ゲーム依存との関連が数多く指摘されている。

ＡＤＨＤでは前頭葉のドーパミンの働きが弱く、それによって集中力が失われる。また注意力が散漫になる。インターネットやゲームから強い刺激を受けることで脳内では一時的にドーパミンの放出量が増える。それでＡＤＨＤの症状が抑えられそれが心地よくてゲームにのめり込んでしまうケースがある。

これまでＡＤＨＤは幼い頃ほど強く表れるもので、脳の発達に伴ってその症状が改善するとされてきた。ところが近年、幼少期には問題がなかったにもかかわらず、青年期以降になってＡＤＨＤとよく似た症状が表れるケースが散見されるようになった。

ネット・ゲーム依存症の患者は右前頭皮質の活動が低下しそれによる注意力や衝動性のコントロールが難しくなることが分かっているが、それはＡＤＨＤの特徴的な症状でもある。

こうしたことから、現在の症状だけでなく患者の背景、家族歴の情報がとても重要である。安易に発達障害と診断してしまうのではなく、ネット・ゲーム依存が隠れていないか、あるいは虐待が潜んでいないかなど医師は見極めていく必要がある。私が診療のなかでいちばん大切にしているのが初診の問診である。初診では丁寧に時間をかけて患者の情報を分析していく。保護者の育児方針が子どもに与える影響は多大である。例えばゲーム好きの父親の場合、子どもがゲーム依存であることを受け入れないこともある。この場合は、子ども本人の治療だけでなく家族を含めた治療をする必要がある。

断固たる姿勢でネット・ゲーム依存と向き合う中国

ネット・ゲーム依存は、国別に見るとインターネットが広く普及してゲーム人気が高い中国や韓国、日本といった東アジア諸国で有病率が高くなっている。またイギリス、ノルウェーなどヨーロッパの一部、そしてアメリカでも高い傾向にある。

その有病率はどれくらいかというと日本では２０１３年に厚生労働省研究班が中高生を対象として実態調査を行っている。その調査でインターネット依存（オンラインゲーム依存を含む）の可能性が高いとされたのは８・１％であった。この頃、中国やアメリカでも、おおむね同じ程度の有病率であるという報告があった。

なかでも、世界で最も多く依存症患者を抱えるのが中国である。

中国のゲーム人口は6億７０００万人に上るとされ、２０２０年のゲームの総売上は約4兆７０００億円に達している。ちなみにその８割はスマートフォンのゲームである。未成年の約62％は頻繁にオンラインゲームで遊び、平日1日あたり2時間以上ゲームをする未成年は約13％と子どもたちにもゲーム愛好家が多くいる。

一方２０００年に「ゲームは電子ヘロインである」と国営新聞が発表したことをきっかけに、ゲーム機の製造販売を禁止する動きが出た。しかしその結果、パソコンやスマートフォン向けのオンラインゲームの開発が進んでいったというのは皮肉な話である。

そうしてオンラインゲームが広まったことで、ネット・ゲーム依存症の患者もどんどん増えていった。２００７年には依存症患者が都市部だけで２４００万人もいると推定され、社会問題化した。中国政府は同年４月、18歳未満の子どもを対象にオンラインゲーム依存防止システムを試験的に導入した。その後オンラインゲームをする場合には、本名や住民登録番号といった身分の証明が必要になるなどの規制を設け、未成年のオンラインゲームのプレイを制限する施策を行ってきた。

また中国では、ネット・ゲーム依存となった若者を治療するため、軍隊式の教育キャンプを用意している。そこに送られた若者たちは軍服を着て外界と遮断された建物で生活し、兵士によって監視される。キャンプへの参加期間は３カ月～４カ月で、その間は電子機器の使用がいっさい許されない。代わりに軍隊式の訓練や治療を目的としたセッションなどが行われている。そんな厳しいキャンプに若者は当然入りたがらない。親が強制的に参加させるというケースがほとんどのようだ。

このキャンプに対しては賛否両論があり、私としてもどれほどの効果があるのか未知数だと思ったが、中国政府はキャンプを含めた対策の徹底により２００９年の時点ですでに18歳未満のオンラインゲーム人口を7％減らすことに成功したと発表している。

その後も中国は依存症撲滅を目指し、その手を緩めずに対策を継続している。しかしスマートフォンの普及に伴い、オンラインゲームに没頭する未成年の数は近年増加傾向にある。

これを受け２０１９年には18歳未満のゲームのプレイ時間を平日は90分、週末は3時間までとし、午後10時～午前8時までは全面禁止とするという規制を実施した。２０２１年にはそれがさらに強化され、オンラインゲームをしていいのは金・土・日曜と祝日の午後8～9時のみとなった。ゲーム内の有料アイテムへの課金の上限も定められ、ログインする際に実名とＩＤ番号登録の義務化が徹底された。

それにより成人から未成年へのゲームアカウントの売買や貸し借りが横行するといったどたばたもあったようだが、現在ではそうした抜け道は塞がれゲームの運営会社の協力のもとで世界的に見てもかなり厳しい規制が敷かれている。その効果がどれほどのものかは今後の調査を待つとして、ネット・ゲーム依存症に対して国が断固たる姿勢で臨んでいるという点は評価できる。

国を挙げて依存症対策に取り組む韓国

中国とともに若者のネット・ゲーム依存が深刻な国の一つが韓国で、2010年の時点で9歳から19歳までの若者の有病率が12・4%と高い結果となった。

なぜ韓国が世界でトップクラスの有病率になったかというと、1997年のアジア通貨危機により深刻なダメージを受けた経済の立て直しを図るべく政府が社会全体のIT化に舵を切りインターネットのインフラ整備を国家事業として進めたという背景がある。そこから韓国ではオンラインゲームが普及し始め、世界有数のオンラインゲーム大国となっていく。その負の遺産がネット・ゲーム依存症である。依存症となり寝食を忘れて何十時間もゲームに没頭した結果エコノミークラス症候群や過労状態となって命を失う人が続出し、2005年には年間で10名が死亡する事態となった。

こうした状況を重く見た韓国政府は、国を挙げて依存症対策に取り組んだ。

女性政策や青少年の育成・福祉などを担う国家行政機関である女性家族部では、ネット依存に苦しむ本人や家族を対象に24時間ホットラインを開設した。また、２０１１年11月から16歳未満を対象に、全国で午前0時～6時まではオンラインゲームにアクセスできない「青少年夜間ゲームシャットダウン制」を導入した。

そのほかに、インターネットやゲームへの依存リスクが高いと判定された中高生を対象として11泊12日の断ネットキャンプ「レスキュースクール」を開催、その参加費用のほとんどを国が負担し参加期間は学校への出席日数としてカウントするなど、参加を積極的に後押しした。それと並行して両親からの相談を受け付けたり、教育プログラムを実施したりと家庭に対するアプローチも行った。

こうした施策がどれほど功を奏したかはっきりとしたデータはないが、残念ながら韓国は現在でもネット・ゲーム依存症の子どもたちを多く抱えているようである。

ゲームシャットダウン制や断ネットキャンプはおそらく一定の成果を挙げていただろうが、その回復を圧倒的に上回るスピードで新たな依存症を生み出したのがスマートフォンである。

２０２０年9月、女性家族部は全国の小中高生約１３０万人を対象にインターネットやスマートフォンの使用状況を調査した結果、約17%が日常生活に支障をきたすなどの「過剰依存危険群」だったと発表している。おもな依存の原因はオンラインゲームや動画視聴、ＳＮＳなどと考えられているが、スマートフォンの影響が大きいのは間違いないはずだ。なおこの調査は毎年実施されているが、前年に比べて約10%増加した。新型コロナウイルスの感染拡大で登校中止となり、在宅時間が増えたことも影響した可能性があると見られている。

こうした現状を受け、韓国では継続してきたゲームシャットダウン制を廃止した。それに替わり、スマートフォンを含めたオンラインゲーム全般において保護者の同意のもとインターネットゲームができるのを希望する時間帯のみに制限するという「ゲーム時間選択制」を強化する意向である。

ネット・ゲーム依存症の予防対策では日本より10年先を行くといわれる韓国ですら、いまだに試行錯誤している状況である。

香川県が依存症対策条例を制定

日本においては2019年にWHOがゲーム障害を精神疾患の一つとして認定したことを受け2020年2月に厚生労働省がゲーム依存症対策を協議する「ゲーム依存症対策関係者連絡会議」を開き、中央省庁や医療団体、ゲーム関連団体とゲーム依存症の現状や課題について議論するといった動きが出てきている。

ただそれがネット・ゲーム依存症を予防するための具体的な政策立案にはつながっていないのが現状である。

地方自治体では唯一、香川県がネット・ゲーム依存症への対策を行っている。2020年2月に『香川県ネット・ゲーム依存症対策条例』が制定され、同年4月より施行された。

この条例はネット・ゲーム依存症対策の推進について正しい知識の普及啓発や予防対策などの推進、医療提供体制の整備、相談支援、人材育成の推進など施策の基本となる事項を定めたものである。県、学校、保護者などが相互に連携を図りながらネット・ゲーム依存症対策を総合的かつ計画的に推進することで、次代を担う子どもたちの健やかな成長と県民が健全に暮らせる社会の実現に寄与することを目的としているという。

具体的な内容としては、18歳未満の子どもを対象にゲームの利用時間を平日は60分、休日は90分を上限の目安とする、スマートフォン（SNSやゲーム）は中学生以下であれば午後9時まで、それ以外は午後10時までにやめるのを目安に家庭でルールをつくって守るよう義務づけるなどと定めている。

この条例に対しては賛否が分かれており、反対派の男子高校生とその母が「条例は憲法13条が保障する幸福追求権などを侵害している」などとして県を提訴するといったことも起きている。

たとえ条例の内容に改善の余地があるにせよ、まずはこうしてネット・ゲーム依存症への対策を打ち出したことそのものは大いに評価できる。

インターネット依存専門の外来診療を全国に先駆けて始めた国立病院機構久里浜医療センターの調査によるとネット依存やゲーム障害の治療を提供する病院やクリニックは２０２０年９月の段階で少なくとも89カ所あり、その診療科のほとんどは精神科であるとされる。治療できる医療機関の数は近年増加傾向にあるとはいえまだまだ少ない数字である。

子どもたちをネット・ゲーム依存症から守っていくには行政と医療機関、そして地域の学校という三者が連携して対策を講じていく必要がある。

依存度チェックシートで治療の必要性を判断

依存症は治療よりも予防のほうがはるかに容易なものであるが、すでに依存症が進んでいるとなるとやはり一定の治療が必要になる。

インターネットやゲームに熱中するわが子が、果たして依存症に陥っているかどうかを判断し予防を続けるか治療を受けるかを選択しなければならない。

チェックシートはアメリカの心理学者キンバリー・ヤング博士によって考案され、久里浜医療センターが分かりやすく整えたものである。得点が70点を超えれば依存症である可能性が高く、治療が必要と考えられる。

「依存度チェックシート」

まったくない＝1点、まれにある＝2点、ときどきある＝3点、よくある＝4点、いつもある＝5点で回答

1　気がつくと、思っていたより長い時間インターネットを利用していることがありますか。

2　インターネットを長時間利用したために、家庭内での役割や家事（炊事、掃除、洗濯など）がおろそかになったことがありますか。

3　配偶者や友達と過ごすよりも、インターネットを利用したいと思うことがありますか。

4　インターネットで新しく知り合いをつくることがありますか。

5　周りの人から、インターネットを利用する時間や頻度について文句を言われたことがありますか。

6　インターネットを利用している時間が長くて、学校の成績や学業に支障をきたした

ことがありますか。

7 インターネットが原因で、仕事の能率や成果に悪影響が出ることがありますか。

8 ほかにやらなければならないことがあっても、まず先に電子メールやＳＮＳなどをチェックすることがありますか。

9 人にインターネットで何をしているか聞かれたとき、言い訳や隠そうとすることがありますか。

10 日々の生活の問題から気をそらすために、インターネットで時間を過ごすことがありますか。

11 気がつけば、また次のインターネット利用を楽しみにしていることがありますか。

12 インターネットのない生活は、退屈で、むなしく、わびしいだろうと不安に思うことがありますか。

13 インターネットを利用している最中に、誰かに邪魔をされると、イライラしたり、怒ったり、言い返したりすることがありますか。

14 夜遅くまでインターネットを利用することが原因で、睡眠時間が短くなっていますか。

15 インターネットを利用していないときでも、インターネットのことを考えてぼんやりしたり、インターネットを利用しているところを想像したりすることがありますか。

16 インターネットを利用しているときに「あと数分だけ」と自分に言い訳することがありますか。

17 インターネットを利用する時間や頻度を減らそうとしても、減らせないことがありますか。

18 インターネットを利用している時間や頻度を、人に隠そうとすることがありますか。

19 誰かと外出するより、インターネットを利用することを選ぶことがありますか。

20 インターネットを使っていないと憂うつになったり、イライラしたりしても、再開すると嫌な気持ちが消えてしまうことがありますか。

【20～39点】

平均的なオンライン・ユーザーである。

【40～69点】

インターネットによる問題がある。インターネットがあなたの生活に与えている影響について、よく考える必要がある。

【70～１００点】

インターネットがあなたの生活に重大な問題をもたらしている。すぐに治療の必要がある。

出典：「Young K.S. Caught in the Net 1998」より独立行政法人国立病院機構久里浜医療センターが作成

［第4章］

親の知識と対処が子どもの人生を守る

おもちゃを買う感覚でゲームを与えてはいけない

ネット・ゲーム依存症は、一度陥ってしまえば脳が変質・萎縮し、子どもたちの発達に大きな影響を及ぼす。またひきこもりやうつ病といった子どもたちの将来を損ないかねない状況を引き起こす可能性もある。

そして、症状が進めば治療は長期間にわたり困難を極める。

そんな状況にならないためにも、しっかりと対策を行い依存症を予防することが大切である。親が依存の入り口でストップをかけてその進行を食い止めねばならない。

ネット・ゲーム依存の予防の基盤となるのは、親がその恐ろしさや子どもの人生を損なうリスクをきちんと理解していることである。

タバコやアルコールが子どもの発育に悪影響を与えることは広く知られており、もし未成年の喫煙や飲酒を禁じる法律がなかったとしてもタバコやお酒を習慣的に子どもに与えようと思う親は少ないはずである。薬物に至っては、どんな理由があっても絶対に使用を許さないというのが普通である。

ところがスマートフォンやパソコン、ゲーム機に関してはそれらを子どもに買い与えることに強い警戒心を抱く親はほとんどいない。本来であれば「ゲートウェイドラッグ」となり得るこれらの機器を与える際にはリスクとリターンを十分に検討し依存予防の具体策を練っておくべきなのだが、そうした準備の必要性さえ知らず「みんなもっているから」「勉強を頑張ったごほうびに」などとおもちゃを買ってやるのと同じ感覚でさほど深く考えずに与えてしまう人が多くいる。

その状態だと例えば子どもがＦＰＳのような依存リスクが比較的高いゲームを始めたときに注意することもできない。家で片時もスマートフォンの画面から目を離さない様子を見ても「思春期はこんなものだろう」としか考えられず、それが依存の進行につながっていく。ネット・ゲーム依存の特性や症状、そして恐ろしさをしっかりと頭に刻む必要がある。

幼児期の対応で依存リスクが変わる

ネット・ゲーム依存症の予防のスタート地点は、４歳までの幼児期である。

現代では、スマートフォンを子守り代わりに使っている家庭がとても多い。これは親が自らの子どもを依存症の入り口へといざなっているようなもので、やってはいけない身勝手な行為である。

物心がつく前からスマートフォンに触れ2歳や3歳で動画の視聴やゲームを始めた子どもたちにとってスマートフォンやゲームは生活に欠かすことのできない存在であり、依存の対象になりやすい。実際に私のクリニックに相談に来る、学童期で深刻な依存症に陥った子どもたちの多くが、幼児期からスマートフォンやゲームに親しんでいる。

幼児期というのは大人のコントロールが最も利きやすいタイミングであり、インターネットやゲームに触れさせずに育てようと思えばいくらでもできるはずである。この時期にスマートフォンやゲーム機を与えないというのが、将来の依存症を防ぐ非常に有効な手段であるといえる。またこの時期の子どもは親が鑑であり、親がしょっちゅうスマートフォンをいじっていたりパソコンにかじりついていたりするなら子どもも当然それらに強い関心をもつようになる。子どもの前ではできるだけそうした姿を見せないというのも重要なことである。

学童期に入るとゲームに没頭する子どもたちが増えてくる。最初は家庭用ゲーム機から始まり、学年が上がってスマートフォンをもつようになって、オンラインゲームに手を出すというのが定番の流れである。そのほかに、ＳＮＳやＹｏｕＴｕｂｅに傾倒する子どもも増えてくる。

小学校に入る前から親が特に規制をかけずに好きなだけゲームをやらせたり動画を見せてしまうと依存症予備軍の仲間入りである。人によっては早ければ小学校低学年で依存の傾向が表れ、高学年になって深刻化する恐れがある。

小学校では、高学年からパソコンやタブレットを使った授業が始まる。インターネットがより身近になるタイミングであり、この頃にスマートフォンを買い与える家庭も多いようだ。そうした環境が依存症のリスクを高めるのは間違いない。特にスマートフォンは、親の目を盗んで長時間インターネットやオンラインゲームに没頭することができるため注意が必要である。パソコンも、インターネットへの接続を制限するなど対策を講じるべきである。

親が子どもと話し合いルールをつくる

学童期においては、ゲームをはじめスマートフォンを与えるのが遅ければ遅いほど依存のリスクも発達障害の発生や脳への影響も抑えられる。

とはいえパソコンやスマートフォンをまったく使わせずに学校生活を送るというのは、現実的ではない。

予防のための対策は、電子機器の使用時間を親がしっかりと管理することにつきる。

アメリカでは、家庭用パソコンやスマートフォンを世に送り出したＩＴ企業のトップが自らの子どもたちに対し電子機器の使用制限をしている。マイクロソフトの創業者であるビル・ゲイツの家庭では、娘のパソコン使用時間を宿題に必要な時間を除き平日で45分、休日で1時間と決めていたそうだ。また、ｉＰｈｏｎｅの販売元であるアップル社の創業者スティーブ・ジョブズも、子どもたちが自社の電子機器を使う時間を制限していたという。彼らはインターネットのもつ依存的特性を誰よりもよく理解していたからこそ、接続の制限を設けていたと考えられる。

［図表7］ 家庭でのルールづくりのポイント

①子どもと一緒に考える
②家族みんなで守ることができるルールを考える
③過剰な使用による弊害（睡眠不足等）を防ぐ目的で、使用時間を話し合う
④生活のなかでネット・ゲームの優先順位を２番目以下にすることを目標として考える
⑤ネット・ゲーム以外で子どもと一緒に楽しめることを見つける
⑥守れなかった時のルールも決めておく
⑦あんしんフィルター等の設定をする

〈ルールをつくった後〉

⑧保護者が手本になる
⑨つくったルールを見える化して、守ることができたら褒める
⑩子どもの成長に応じて見直していく

出典：香川県教育委員会『学校現場におけるネット・ゲーム依存予防対策マニュアル』より

それにならい学童期からはルールをつくり、それをきちんと守らせなければならない。小学校時代は、保護者主導でインターネットやゲームとの適度な距離感を学ばせることができる最後のタイミングといえる。

なおルールづくりにあたっては保護者が一方的に決めてしまうと子どもがそれに不満をもち、守らなくなる可能性がある。ルールをつくる際のポイントとしては香川県教育委員会が作成した『学校現場におけるネット・ゲーム依存予防対策マニュアル』が参考になる。

部活や留学を後押しし現実社会への興味を高める

思春期に入ると勉強や友達付き合い、容姿や体型などさまざまなことで悩みがちになりそのストレスが依存症の引き金となることがある。

環境としても、ほとんどの子どもがスマートフォンやパソコンを所有するようになるため依存症に陥りやすいといえる。

また子どもの身体も成長し、無理やり言うことを聞かせるのが難しくなってくる。高校生ともなれば親の目が行き届かなくなりがちで、そこから一気に依存症へと陥るケースもよく見られる。

本人の承諾なしに、いきなりスマートフォンを取り上げたりアカウントを消したりしても、トラブルになるだけで結果的により大きな反抗を招きうまくいかないケースがよくある。

思春期での予防は、子どもとしっかりと話し合うことが前提となる。なぜインターネットやゲームを無制限に行わないほうがいいのか、ネット・ゲーム依存症がどれほど恐ろしい病気なのかという理由を丁寧に伝えて子どもに納得してもらうのが大切である。

また、インターネットやゲーム以外に子どもの目を向け興味を広げてあげるのも、予防につながる。部活に熱中したりアルバイトを始めたり留学をしたりと現実世界ならではの体験を後押しすると、自然な形でインターネットやゲームから距離を取ることができるはずである。

フィルタリングや時間管理サービスを活用

ネット・ゲーム依存の予防を目的としてスマートフォンやパソコンの制限をするなら、どのようにそれを成すか考えねばならない。

電子機器を強引に取り上げるという対策はそれ自体が子どもの大きなストレスになり反動で急速に依存へと至るリスクがあるため気をつけたい。

スマートフォンやパソコンにはフィルタリングや使用制限の機能が付いており、それをうまく活用して子どものインターネット接続を管理する方法を推奨する。

例えばｉＰｈｏｎｅでは「機能制限の設定」という項目が用意され、ブラウザの使用制限やアプリストアへのアクセス制限、課金の制限などが行える。

Ｗｉｎｄｏｗｓ搭載のパソコンなら子ども専用のアカウントをつくったうえで「保護者による制限の設定」という項目で使用時間の制限やゲームの制限、特定プログラムの制限といった設定を行える。時間制限に関しては曜日ごとに1時間刻みで設定でき、指定の時間を終えると自動でログオフされる仕組みである。ゲームの制限については特定のゲームが使用できないようにしたり暴力やギャンブル、性的なコンテンツなどの内容によって制限をかけることができる。

そうした機能の利用に加え、有害なサイトを自動でフィルタリングするソフトの導入も推奨する。有料ではあるが、例えば「ｉフィルター」というソフトは有害サイトのブロックはもちろんインターネットの利用状況や検索された単語なども把握できる。

また、スマートフォンなら契約している会社によりフィルタリングや時間管理のサービスも提供されている。ドコモなら「あんしんフィルター for docomo」というサービスで、子どもの学齢に合わせて自動で使用アプリを制限できる。

このような物理的な対策は基本的には必ず行うべきものであり、その必要性を子どもにしっかりと説明したうえで導入していくといい。

依存症は愛情を求める気持ちの裏返し

脳が未発達な子どもだからこそ親がインターネットやゲームを制限して適度な付き合い方を示さねばならないが、フィルタリングや時間制限をただ行えばいいというわけではない。

幼児期はともかく、学童期をむかえ物事の道理を理解し始めた子どもに対し何も告げず強制的にゲームやスマートフォンの制限をかけると、子どもとの関係がこじれてしまいかねず、そこで生まれた保護者との距離感が子どもを孤立させ、依存症の下地となるという最悪の展開になりかねない。

これは多くの依存症にいえることであるが、親子関係が不安定であり、親の愛情を十分に受けられずに子ども時代を過ごした人は依存症になりやすい傾向がある。

私がこれまで診てきた何千人もの依存症患者においては、幼少期の虐待、両親の不仲や離婚、親がアルコールや薬物の依存症であるなどの問題を抱える家庭が多く見られる。兄弟関係も重要であり、兄や姉から虐待されているケースもある。

また学童期、青年期における依存は学校での問題が大きく関わってくる。学校の先生からの体罰や無視、児童や生徒からのいじめを受けている子どもたちも多く存在する。

そうして居場所を失った子どもたちは、その心の寂しさを埋めるためインターネットやゲームの世界に逃避し、依存してしまう。ネット・ゲーム依存を含めた子どもの問題行動の多くは、愛情や心のつながりを求める気持ちの裏返しなのである。

したがってネット・ゲーム依存症の予防の要となるのは、家庭と学校の安定であるといえる。

互いに信頼関係があり親が子どもの心に寄り添えているなら、例えばいじめやトラブルを抱えていると気づくはずである。それはすなわち、子どもが依存の入り口に立つ前に手を打てるということにほかならない。家庭や学校での孤立を防げたなら、ネット・ゲーム依存に陥るリスクは大きく下がる。

子どもを孤立させてはいけない

イギリスのジャーナリスト、ジョハン・ハリは人を依存に向かわせるのは孤立感であり依存症を抜け出す鍵となるのは人とのつながりであると主張している。

その根拠の一つとして挙げられるのが、ポルトガルの依存症との向き合い方である。

ポルトガルでは２０００年に入る前までは、若者を中心に薬物が蔓延し社会問題となっていた。それに対し違法薬物の所持を厳しく取り締まるようなことはせず、逆に「少量の所持なら非犯罪」としたうえ所持者には「薬物依存抑制委員会」への出頭を求めて必要な治療を受けられるようにした。

すると薬物依存の患者が目に見えて減り、治安も良くなったという。

薬物依存の患者を犯罪者として社会から排除、孤立させるのではなく、社会として受け入れ支えることで依存症を減らすというこのアプローチは「ハームリダクション」と呼ばれ、世界で広がりつつある。

また孤立と依存との関連を示唆する事例として「ラットパーク実験」がある。１９８０年にカナダのサイモン・フレーザー大学でブルース・アレグザンダー博士らが行った、ネズミを使った実験である。

狭い檻に1匹ずつ閉じ込められたネズミたち（植民地ネズミ）と、広くてエサが豊富にあり仲間も複数いる環境で過ごすネズミたち（楽園ネズミ）にそれぞれモルヒネ入りの砂糖水を与えた。すると植民地ネズミはすぐに依存症に陥り、一日中酩酊するようになったのだ。一方楽園ネズミのほうはほとんどモルヒネに興味を示さず、依存性が低かったという。

この実験自体は古いものであり、環境を変えるだけで薬物依存に陥らないということはいえない。しかし少なくとも環境によって依存症に陥るリスクが変わってくるという点には注目していい。

ヒトにも同じことがいえ、子どもたちも孤立し主体性や自由を奪われた環境にあると依存症に陥りやすいというのは間違いのないところだ。

子どもたちのおかれた環境をそのときどきで見直し、スポーツや地域活動などを通じて現実社会とのつながりが保てるように導くことができると、それもまた依存症の予防につながるはずである。

依存の自覚が生まれると一条の光が差す

ネット・ゲーム依存により日常生活に支障が出る段階まできているなら医療機関へ相談するのがベストであるが、無理やり病院に連れて行ったとしても本人に依存の自覚と回復への意思がなければ定期的な通院を拒否されたり治療に非協力的で成果が上がらない恐れがある。

家庭においてはまず子どもとの関係を見直し、心に寄り添いながらアプローチして依存の自覚をもたせてほしい。

昼夜逆転やひきこもりといった状態になると多くの親はどうにかしてそれをやめさせようと強く叱責しがちであるが、依存症が進行している状況で厳しく接しても反発が強くなるばかりでむしろ症状を悪化させてしまうことになりかねない。

依存症は脳の病気である。本人が怠けているわけでもだらけているわけでもない。できる限りとがめたり怒ったりせずに、その声に耳を傾けるというのが第一歩である。

SNSやゲームを頭ごなしに否定せず、まずはそれに興味をもち子どもがどんなところに魅力を感じているのかを聞く。そうして会話の糸口をつかみ、コミュニケーションを深めていくのである。

ある程度コミュニケーションが取れるようになってきたなら、何かトラブルを抱えていないかやつらいことや大変なことはなかったかをそれとなく聞いていくのだ。それで依存症となった原因が分かれば病院での治療で役立つのだが、多くの場合はそう簡単にはいかない。無視されたりあいまいな答えしか返ってこなくとも、子どもに寄り添う姿勢を見せながらアプローチを継続してほしい。

そのほかに確認しておきたい内容としては、インターネットやゲームをどれほど楽しんでやっているかである。嫌なことを忘れるためや時間つぶしで行ってはいないか本人に振り返ってもらい、インターネットやゲームを長時間しなければいけない理由を少しずつでも言葉にしていってもらう。

そうしたなかで、現状への不安や焦りを口にすることがあるかもしれない。実はそれが一つのターニングポイントであり、子どもが現状をなんとかしたいと思っているサインである。そして現実に不安を抱え、そこから逃れるためにインターネットやゲームをやっていると本人が気づいたなら前進といえる。

確認しておきたいのは、「悪いと思っていてもやってしまうことはあるか」「やめたいのにやめられなかったりすることはないか」ということである。それでイエスならば、依存症についての話をするべきタイミングである。

この際にチェックリストを使いながら話を進めると、本人にとっても思い当たることはかなり多いはずである。「自分は依存症かもしれない」と客観的に感じられるかもしれない。ただ、実際には症状が進行しているほど自らが依存症であると認めることができなくなっている。一筋縄ではいかないと思うが、粘り強くアプローチを続けていくしかない。

本人に少しでも依存症の自覚が生まれたならそれは回復の兆しといえ、一条の光が差し込んだ状態といえる。本人が現状を変えたいという意思を示せば、医療機関の受診につなげていけるはずである。

［第5章］

ネット・ゲーム依存は医療と訪問介護サービスのチカラで克服する

治療の難しさは薬物依存と一緒

ネット・ゲーム依存症という沼に一度沈み込んでしまうと、その治療は困難を極めるというのが私の精神科医としての正直な感想である。

依存症には根治するような薬も、病巣を取り去る外科的措置もない。ゆえに内科や外科ではなく、精神科での治療がメインとなる。

重度依存ともなれば、依存の強さは麻薬と変わらない。

麻薬は違法であり幻覚や妄想といった禁断症状は激しく、依存患者の苦痛や罪悪感も大きい傾向がある。そして、治療に積極的な姿勢を見せる患者もある程度いる。

しかしネット・ゲーム依存では違法性がなく手軽に行うことができるため本人の感じる日常生活においての支障が小さい分、治療に積極的ではない患者が多い傾向がある。その点においては、麻薬よりコントロールが難しい依存症であるともいえる。

そんな依存症を「治す」というのをどのように定義すべきか、解釈が分かれるところである。少なくとも風邪や骨折と同じように「完治する」という言い方はできない。

依存症となり一度脳内に依存の回路が出来上がってしまうと、それが元に戻ることはない。たとえ一時的に依存から回復したとしても再び強いストレスにさらされわずかでも依存物に手を出せば、脳内回路が再び刺激されてすぐに依存症に逆戻りしてしまう。そして依存の状態が長ければ長いほど脳内の回路はより強固になり、次に依存状態に陥るスピードが速まる。

「そのうち飽きるだろう」「いつか自分でやめるはずだ」という希望的な観測は、依存症患者にはまったく通用しない。自らが依存症であると理解し意識して克服しようとしない限り、何年にもわたって依存が継続していく。脳や心が発育する大切な時期である子ども時代に何年も依存症にとらわれてしまえば、その後の人生にも間違いなく大きな影響が出てくる。

あえて厳しい見方をするなら、ネット・ゲーム依存症は治すのは難しく治療には時間がかかり再発しやすい病気であるといえる。

強制的にやめるなら細心の注意を

だからといって重度の依存症になってしまえばもう回復が望めないのかというと、そうではない。医療機関の受診をはじめとしたサポートがあれば、日常生活に戻ることは可能である。

医療機関での治療においては、根治を目指すというよりまずはインターネットやゲームをできる限り断つことを目標に診察や薬物療法を行っていく。

依存症から回復し日常生活に戻るためには、依存物を断った状態を維持していくしか今のところ手はない。そしてそれには、本人の依存に対する自覚と回復しようという意思が欠かせない。

とはいえ、ネット・ゲーム依存症だからとインターネットに触れずに生活するのは現代社会ではかなり難しい。

断つとするならひとまず依存対象となっているゲームやＳＮＳのアカウントを削除するというのが現実的な手法であるが、本人が長い時間を費やして築いてきた世界をそう簡単に放棄するはずもない。それもまた治療をよりいっそう難しくしている要因である。

　重度の依存症になると、その対象への渇望や執着は常識を逸したレベルとなる。そこで周囲が依存物を断つとそれで理性のたがが外れ激しい怒りや反発を見せ、トラブルに発展しやすい。また嘘をついたり盗みを働く、人を傷つけるといった行為を躊躇なく行いなんとか依存物を手に入れようとするものである。

　したがって、わが子であっても強制的に依存物を断とうとするならかなり注意深く行う必要があるので、事前に専門家の精神科医に相談してほしい。

　インターネットを遮断、あるいはアカウントを削除するというような強硬手段に出た場合、本人の依存が進んでいる状態にあると破壊や暴力行為といった形で禁断症状が現れることがある。そして、それを恐れるように何も言えなくなり、さらに依存がエスカレートして最終的に私のクリニックに駆け込んでくるケースはとても多くなっている。

　破壊や暴力が始まったなら、もはや家庭では手に負えないところまで依存が進んでしまっている可能性が極めて高い。仮にそれが一過性のものであったとしても、のちの家族関係に大きな傷をつけ不安定化した家族関係がさらなる依存の引き金ともなりかねない。

子どもの破壊や暴力行為を前にしても世間の目を気にするあまり、警察を呼んだり病院に連れて行ったりするのをためらう親もいるが、それは本人も含めた家族の安全を脅かしさらには将来を損なうリスクのある行為である。できる限り早く病院に連れて行くか、危険性が高いなら迷わず１１０番してほしい。

医療機関での治療はどのようなものか

ネット・ゲーム依存症に対して医療機関で行われる治療は、通常診察から始まる。医師は背後にある問題を掘り起こし、整理して根本的な原因を探っていく。

ただインターネットやゲームに依存しているだけというケースはほとんどない。依存症に陥り、重度化してきた裏には何かしらの問題が存在するものである。家族との不安定な関係、過保護や愛情不足、ＤＶ、対人関係のトラブルのほか勉強での挫折など子どもの逃避行動を生んでいる原因を突き止めて改善策を打たなければ状況を変えることは難しい。

私の場合、インターネットやゲームにのめり込むようになったきっかけを知ることから始まり、挫折体験や心が傷ついた体験、どんなことが不安で何が怖いかということを丁寧に聞き出していく。家庭環境については両親との関係だけではなく祖父母までさかのぼって調査し、学校生活を知るために学校へ問い合わせるなどかなり幅広くリサーチを行い時間を使って原因を絞り込んでいく。この際ただ話を拾っていくのではなく、子どもの抱える苦悩やつらさを十分に受け止め、共感を示すというのが非常に大切である。

こうした診察をどれだけ深く行えるか、そして本人の心に寄り添い信頼関係を築けるかがその後の治療の成果を分ける。

原因にたどり着いたら、それを取り除くための方法を検討する。一度ついた心の傷はそうすぐには癒えないが、家庭環境や友人関係、勉強での挫折といった外的要因については対応できることがいくつもある。

もう一つ非常に重要なのが、生活リズムの改善である。

昼夜が逆転し昼間にうとうとしているような状態は、うつ病でよく見られる症状であるが、結局はそれが子どもの日常生活の妨げとなり不登校の原因ともなる。

小児用の睡眠薬を処方し夜にしっかりと寝てもらうようにするだけで依存症の症状が和らぐことがよくある。そのほかにうつ病やＡＤＨＤを合併しているような場合にそれらの症状に対応する薬を服用することで、ネット・ゲーム依存症にも改善が見られることがある。

ただネット・ゲーム依存症そのものに効果のある薬というのは今のところほぼない。薬物治療はあくまで合併症をターゲットに、診察や認知行動療法と並行して行っていくというのが医療機関での一般的な治療法である。

ネット・ゲーム依存への具体的な対策

ネット・ゲーム依存からの回復を目指すにあたり、まず考えねばならないのは禁断症状をいかに乗り越えるかである。

本人に依存症の自覚と回復への意思が見られ主体的に治療に取り組むような場合には禁断症状も軽くなる傾向があるが、逆に家族が無理やり依存物を断ったようなときには禁断症状は重くなり破壊や暴力行為が引き起こる可能性もある。

それと向き合うのは家族だけではかなりの困難を伴うため、医療機関に通院し、時に薬物治療も必要となることがある。

症状がある程度治まってきたらインターネットやゲームの使用制限のルールを設け、その量を徐々に減らしたり平日と休日でメリハリをつけるようにしたりと、本人に合った手法で依存度を低下させていく。

もし本人が納得するなら、インターネットやゲームを完全に断つというのも選択肢に入ってくる。家庭でそれを実践するのが難しければ、依存症を専門に扱う病院へ6～8週間、入院するという手もある。

禁断症状は永遠に続くことはない。ある程度の期間が経てば必ず薄らいでいく。そうなってくると、あれほど渇望していたのが嘘のように心も穏やかになる。ただし、だからといってそれで完治したわけではない。再びSNSやオンラインゲームに手を出してしまえばあっという間に依存がぶり返すため、注意が必要である。再発することのないように環境を整える必要がある。

また依存症の背景に他者に対する恐れや不安がある場合には、それらをなんとかしなければ、せっかく回復して社会に出ても再び強いストレスにさらされて逃避的にインターネットやゲームに手を出すことになりかねない。そうした際には、医療機関での診療を継続し、医師とのやり取りのなかで徐々に自分の気持ちを話すすべを学び他者への緊張を和らげていくといった対策が必要になる。

特定の人間関係や学校に対する不適応から依存が起きているなら、環境を変えるか本人のあり方を変えるか、あるいはその両方を行うかということになる。

そして回復を目指しＳＮＳやオンラインゲームを減らしたり断ったりすると、これまでその世界で満たされていた承認欲求が行き場を失うことになる。

ネット・ゲーム依存からうまく抜け出すには、こうした承認欲求の行き場を新たに確保するのがポイントである。

仮想空間に集った仲間から現実社会の家族や友人とのつながりへとシフトしていくのが理想的であるが、当然そう簡単にはいかない。家庭内や学校で自分の存在価値が認められずに疎外感をもち、それをきっかけにネット・ゲーム依存症になってしまった人が、すんなりと自分の新たな居場所を見つけられるはずはないからである。

本人に回復したいという強い気持ちがあるなら、両親や精神科医は新たな居場所ができるよう行動を後押ししていく必要がある。保護者が習い事に通ったりアルバイトするなどの新しいチャレンジを子どもに勧め、肯定してあげることで本人が新たに熱中できる物事が見つかりインターネットやゲームに対する関心が薄れていくことがある。

そしてそれまでＳＮＳやオンラインゲームで得ていた達成感を現実社会の課題において見いだせるようになると治療は大きく前進する。

あらゆる依存症に当てはまることであるが、依存の程度は常に一定ではない。時に激しく依存し、時に落ち着きを取り戻す。治療により症状が落ち着いたら安心するだろうが、そこで終わりにせずに定期的に診察を継続しフォローを続けていくのが大切である。

介護サービスとの連携という新たな試み

重度のネット・ゲーム依存症の治療には医療機関の受診が欠かせないが、実は精神科医の力だけで回復までもっていくのは難しいことが多い。

依存症を専門に扱う病院への入院を除き、精神科の医師は毎日患者を診られるわけではない。子どもは結局家族と過ごす時間が最も多いため、家族へのヒアリングをしアドバイスを行って家庭での生活をある程度はサポートすることはできるが、精神科医の影響力が及ぶのは基本的にそこまでである。学校に行って何をしているのか、親がいない間どのように過ごしているのかなど本当のところは分からない。

より全方位的に子どもをサポートしようと考えたときに求められるのは「連携」である。例えば医療と学校が連携すればそのメリットは大きい。

私はこれまで約20年にわたって３００もの小中学校に足を運んできたが、教育の場がいかに閉じられた存在であるか思い知らされた。精神疾患に対する理解も進んでいるとはいえず、子どもが依存症になるなど想像もしない先生が多い印象であった。

もし学校が精神科医と連携を取り積極的に情報交換を行うなら、ネット・ゲーム依存症の子どものサポートがその分手厚くなる。いじめや友人とのトラブルなど依存症の引き金となったであろう原因を特定できる場合もあるだろうし、精神科医のアドバイスにより依存症の子どもに対して先生が適切な対処を取ることができるようにもなる。

また、福祉を手掛ける行政機関との連携も効果的である。

代表的な機関を挙げると、「保健所」では思春期の問題やひきこもり、依存症など幅広く相談を受け付けており、電話や面談で保健師や精神保健福祉士といった専門職が対応する。「精神保健福祉センター」も子どもたちの同様の問題に対する相談を受け付けている。センターの規模によって異なるが、精神科医や看護師、保健師に精神保健福祉士、臨床心理技術者や作業療法士などの専門職によるさまざまなサポートが用意されている。

そのほか、18歳未満の児童に関するあらゆる問題について相談に応じ、児童の最善の利益を図るべく援助や指導を行う「児童相談所」も連携すべきパートナーである。

家庭・医療・教育・福祉の四者が手を取り合って子どもを支援していくことで、ネット・ゲーム依存症からより早く回復する可能性が高まるといえる。

ただ現在では、こうした連携を行いながら治療を進めている自治体や地域は残念ながらほとんど見られない。

そこで私が独自に行っているのが、外部の介護サービスとの連携である。

例えば私のクリニックのある千葉県柏市では、病む青少年の生活支援に携わっている介護施設と連携しており介護サービスを利用することができる。自立支援や生活援助、訪問介護などそのサービス内容は多岐にわたり、それらを生活に取り入れることでネット・ゲーム依存症を抱える子どもだけではなく家族の心にもゆとりが生まれる。

家族でも精神科医でもない第三者の介入は、経験からいってポジティブな効果をもたらすことが多い。いつもそばにいる家族や指導者である精神科医には心を閉ざす子どもが、介護にやってくるスタッフには次第に気を許し、さまざまな話をするようになるという事例がいくつもある。

治療で人生を取り戻した事例 ①

【Ｓさん（男性・16歳）のケース】

Ｓさんの両親は多くの家庭と同じように物心のつく前からスマートフォンに子守りをさせ、Ｓさんも2歳からすでにＹｏｕＴｕｂｅに親しんでいた。

３人兄妹の末っ子で兄と姉は優秀、ＳさんもＩＱ１３０近くの知能指数の持ち主で頭脳明晰であった。ただ兄と姉に対する劣等感があり、小さい頃から「僕だけ無視されている」と癇癪を起こすことがたびたびあった。

私のクリニックにやってきたのは12歳の頃であった。

「普通の子になりたいです」

力なくつぶやくその顔は苦悩に満ちたものであった。

Sさんは母との関係に葛藤を抱えていた。母はSさんにだいぶ厳しく接していたようである。母の優しさをSさんは姉に求め、かなり姉に甘えていた。

症状はゲーム依存であり、1日に10時間もプレイするようになっていたのだ。後日Sさんの脳波を測るとてんかんの患者の発作中に見られる棘徐波が現れ、明らかに「ゲームてんかん」の状態であった。小学生のうちはできれば学校と連携して本人をサポートすべきなのだが、Sさんの母は「絶対に学校に知られたくない」の一点張りであった。

そこからSさんの戦いが始まった。

私はまず週に2日だけゲームやSNS、テレビまであらゆる電子的な娯楽をやめるように指示した。また依存の大きな原因となっていたスマートフォンは連絡のみに使用するように伝えた。

その結果、ゲームの時間は10時間から6時間まで減ったが、強い禁断症状が出た。

母への暴力が始まりさらに試験が悪かったときなどは、大好きだった姉にまで及ぶようになった。それをとがめた父ともいざこざが起き、そこからSさんの依存症は再び進行した。家庭内での孤立は依存症を悪化させる。
母もそんな状況に精神が追い詰められ、Sさんに向かって包丁を投げたり自殺未遂をして警察沙汰になることもあった。

重度の依存症になると、このように禁断症状との戦いは熾烈を極める。もちろん医療機関でも薬物治療をはじめ状態を安定させる努力を続けるのだが、それでも何かストレスがかかれば暴発し破壊や暴力に至ることがよくある。患者にとっても家族にとっても、最もつらく厳しい時期である。

一つの転機が訪れたのが14歳の夏からである。

「姉がおびえるようになったのがショックです。どうにか病気を治したい、ゲームをやめたい」

Sさんはそのように私に言い、そこから本人もより積極的に治療に協力してくれるようになった。

禁断症状が強く出ていたので、いくつかの薬を使いつつ本人の希望もあって8月からゲームをぴたりとやめることにした。しかしやはりゲームを完全にはやめられず、プレイしないと禁断症状は続き11月には顔の一部にけいれんが起きる「チック症」が現れてきた。

そこから一進一退を繰り返し、Sさんにとっても苦しい時間が続いた。

状況が変わったのは翌年2月に介護サービスを入れたことである。若く歳が近いスタッフがサポートに入り一緒に勉強をするようになると、症状が改善し、3月にはゲームがなくとも過ごせるようになった。そうして日常生活が戻ってくると、回復への階段を上ることができる。Sさんは現在も私のクリニックに通っているが、禁断症状も治まり安定した状態である。

大学受験を見据え勉強で忙しい日々を送っていると希望に溢れた顔で話すSさんの様子を見ていると、私も本当にうれしく思う。

治療で人生を取り戻した事例②

【Yさん（男性・16歳）のケース】

Yさんは父が医師で母は看護師、兄は名門私立大学医学部で弟は有名私立中学に入学というエリート一家のなかで育った。

ゲームを始めたのは4歳の頃だったが、最初からそこまでゲームに没頭していたわけではなかった。しかし小学校低学年になったときいじめを受けたのが依存症の入り口となった。帽子を隠されたり陰で悪口を言われたりという経験がトラウマになり、そんな現実から逃避するためゲームばかりするようになっていった。

小学3年生からオンラインゲームでの課金が始まり、5年生になる頃にはゲームにのめり込み過ぎて昼夜が逆転し、しばしば学校を休むようになった。この昼夜逆転は極めて危険な兆候で、放っておくと一気に依存症が進行する可能性がある。

Yさんは集団生活が苦手で自己肯定感が低く、クラスのなかで孤立していた。そのままであれば間違いなく症状は深刻化したはずだが、学校側が機転を利かせ先生がＹさんにつきっきりとなって山のような勉強の課題を与えたことでＹさんはそれをこなすことに忙しくなった。学校中心の生活となりリズムも戻り、結果的にゲームをやめることに成功した。

本来であればこうして生徒の状況に合わせたきめ細かな支援を行うのが学校の役割で、Ｙさんの小学校は立派にそれを果たした。しかし残念ながらこうしたケースはまれでほとんどの場合、ゲーム依存は「家庭の問題」と片付けられ、積極的な支援は行われていないのが現状である。

その後Ｙさんは中学に上がりしばらくは何事もなく生活していたが、交通事故で足を骨折したのがきっかけとなった。入院中暇をもて余してついゲームに手を出し、再び依存症に陥ってしまったのである。

退院後は一見すると普通に暮らしているようであったが、実は親に隠れてスマートフォンでゲームをしていた。

ゲームに費やす時間の多さと学校での成績は必ず反比例する。Ｙさんもみるみる成績が落ちた。その頃家でもゲームばかりしているのを見かねた母がスマートフォンを取り上げたところＹさんは怒り狂い学校に行かないと宣言し、そこから不登校と昼夜逆転、そして母への暴力が始まった。

母はそれをスクールカウンセラーに相談したがカウンセラーはどうやら子どもの依存症についての知識が足りなかったようで、根本的な解決はできなかった。医師である父のつてを通じ、中学2年生で私のクリニックへとやってきた。

治療が始まりゲームの時間が制限されるようになると、禁断症状が現れた。スマートフォンを投げつけたりする破壊行為や母への暴力が頻繁に起きるようになった。

この事例の怖さは、一度はゲームをやめたＹさんがふとしたきっかけで依存症を再発してしまったことと、医師や看護師という医療の専門家を両親にもってもそれを防げなかったという点にある。

Ｙさんはその後クリニックでの治療により少しずつ回復に向かい、1年後には再びゲームを手放すことができた。現在は医学部を目指して勉強に励んでいる。精神科に進み、自分と同じような依存症の子どもたちを助けたいという夢をもっている。

治療で人生を取り戻した事例③

【Kさん（男性・17歳）のケース】

Kさんが私のクリニックへとやってきたのは、小学6年生の頃だった。

その時点でかなり重度のゲーム依存であり、親のスマートフォンを使って課金を繰り返したりオンラインゲームをやるために財布からお金を盗んだりと問題行動がかなり見られた。総額80万円もゲームにつぎ込み登校拒否となり家にこもっている状況であった。

Kさんが本格的にゲーム依存に陥ったのは小学5年生で、学校の授業でタブレットを使い始めたのをきっかけにゲームに没頭し次第に不登校が多くなったという。

母に引っ張られて病院に行くとそこでは発達障害の診断がおり、ＡＤＨＤなどの治療薬であるコンサータが処方された。しかしそれでむしろ具合が悪くなったため、私の大学の後輩である医師が私のクリニックへと連れてきたのであった。

Kさんの依存症の最大の原因となっていたのは、母だった。

毎日朝からお酒を飲み家事ができず、家の中はゴミ屋敷だった。倫理観も低く男遊びを繰り返すような母親、父とはＫさんが物心つく前にすでに離婚していた。甘えることもできず居場所も失い、私と出会ったときは大人への不信感で溢れていた。チック症や吃音も見られゲームをやっているときだけはそれが治まるという。不安があると唇を強くかむ癖があり生傷がついていた。

その様子だけで、大きなストレスがかかっているのが分かった。

唯一の救いだったのが本人も「このままではいけない」と気づいており、ゲームをやめたいと希望していたことであった。

かなり重度の依存症だったため、治療は困難を極めた。少しでもゲームをやめようとすると禁断症状に襲われるため、初めは薬物療法による治療を積極的に行ったが、それでも禁断症状を完全に抑えることはできず、母への暴力が始まりエスカレートしていった。

Ｋさんの場合、依存の原因である母のあり方をなんとか変えなければ治療は進まないと私は判断し、母に対しても診察を実施していた。

そうしてＫさんは少しずつ落ち着きを取り戻してはいったのだが、時にはやはり悪化することもあり、母へ暴力をふるった。それに精神的に耐えられなくなった母がある日包丁を持ち出してＫさんを殺すと叫び、周囲の住人からの通報で駆け付けた警察に逮捕され鑑別所に入った。

　Ｋさんは児童養護施設に保護されたのだが、なんとかクリニックにだけは来てほしいと本人にお願いし治療を継続した。

　そうやって母と離れてから、Ｋさんの症状は徐々に落ち着いていった。なにより良かったのは、Ｋさんがきちんと治療に来てくれたことだった。その効果は次第に表れ、17歳となった現在ではゲームなしの生活を送れるようになった。

　小学生からの不登校だったが本人なりの努力を少しずつ続け、高卒認定試験への合格を目指して日々頑張っている。

治療で人生を取り戻した事例④

【Wさん（男性・22歳）のケース】

Wさんとゲームとの出合いは4歳頃だったという。姉が親にねだって買ってもらったゲーム機をともにプレイするようになり、ゲームの世界を知った。

とはいえ依存に陥るようなことはなく、適度に遊びながら小学生時代を過ごした。学校では優等生で、どちらかというと活発な子どもだったという。4年生から塾通いを始め、中高一貫の進学校に合格した。

そんなWさんは、中学3年時に人生で初といえる大きな挫折を経験した。特に手を抜いていたわけではないのに成績がぐっと落ちたのである。

周囲の友人たちが順調に学力をつけていくなか、次第にWさんは勉強についていけなくなり、劣等感を抱くようになった。そこから友人付き合いが悪くなり、学校で孤立していった。両親もそんなWさんに対し「勉強しなさい」「やればできる」とはっぱをかけるばかりで、いよいよWさんの精神は追い詰められた。

そんな現実を前にWさんが逃げ込んだのが、小さな頃から慣れ親しんできたゲームの世界だった。いつしか1日に6時間もゲームをするようになり、それを見とがめた両親が無理やり取り上げたところ破壊や暴力に訴えるようになる。

そして高校2年生でついに不登校となり退学、そこから昼夜逆転の生活を送るようになった。

私のクリニックを訪れたのはこの頃だったが、初診から私はWさんの依存症がかなり深刻な領域にあると分かった。

うつ病を併発し無気力であったのに加え、幻覚や幻聴の症状があった。「周囲の人が自分の悪口を言っている」「某国が今、ミサイルを撃ってきている」など、統合失調症のような妄想も出ていた。

治療は、長期にわたることが予想された。

最初は薬剤治療を積極的に行い、禁断症状をある程度緩和しながら少しずつゲーム時間を減らすように提案した。

初診からしばらくしてWさんは通信制の高校に通い始めたが、通信制高校は結局のところ家からほとんど出なくとも卒業できてしまうため、家で過ごす時間の長さはあまり変わらずやはりゲームをやめることはできなかった。薬の効きも良いとはいえなかった。

禁断症状で家の中は破壊された。ゲームやインターネットに費やす時間はむしろ増え、10時間以上もスマートフォンやパソコンに没頭する生活が続いた。

この頃の診察ではWさんは依存症であることを十分に自覚しており、「分かっているのにやめられない」という自分を嫌い責めるようになっていた。心身はゲームによって削られ自尊心もすり減り、深い孤独のなかでもがいていた。

唯一の好材料といえたのが、ゲームのほかに関心をもっている物事が一つだけあったことだ。Wさんは仏像の鑑賞が好きで本を買ってはよく眺めていた。

私は、その趣味こそがWさんを暗闇から救い出すためのたった一本のクモの糸であると考えた。

仏像に関わる話を頻繁に取り上げ、両親の協力も得ながら仏像への関心が高まるよう導いていった。

そうするとどんな薬を飲んでも変化のなかった症状が少しずつ改善し、わずかだが表情が明るくなってきた。

この機を逸してはならないと、私は介護サービスの導入を提案した。ただ、残念ながら最初は拒否され、そこから半年は一進一退が続いた。

それでも粘り強くアプローチし続けた結果、Wさんはようやく介護サービスの導入を受け入れ、週に1度サービスを利用するようになった。

そこからWさんの症状は一気に好転していった。仏像の実物を見るために外に出るようになり、それとともにゲームに費やす時間も徐々に減っていった。

そして現在ではゲームを完全に断ち、自立に向かって歩み始めている。

将来の夢は文筆業で生活していくことで、仏像に関する文章を書き溜めているという。

きっと仏様も、前を向いて人生を歩み始めたWさんを見守ってくれているはずだ。

おわりに

私の父は小児科医だった。どんな患者でも拒むことなく診察をしているその姿は今も私の心に焼き付いている。

そんな私が児童精神医療の道を歩み始めたのは、必然だったのかもしれない。

それから約50年間で約30万人もの子どもたちと出会いその心に寄り添ってきた。その間に子どもたちを取り巻く環境は大きく変化している。

安心して過ごせる居場所を失った子どもは現実から逃れるため新たな場所を探し始める。そこに手のひらサイズのスマートフォンがあれば、自分の部屋にいながら逃避することになるのだ。

何度も繰り返すが、スマートフォンを見ること、ゲームをすること、パソコンを使用すること自体が悪いのではない。また昨今のコロナ禍における生活の変化によって小学生からリモート授業が始まり、いまやデジタルデバイスなしで生活することは不可能となっている。

時間の制限なく繰り返し利用することで依存は始まる。現実の世界で得られなかった成功体験を手に入れることが目的となってしまったときに行動嗜癖を引き起こしてしまうのだ。

未来の世界を支える子どもたちを私たち大人が守り育てるために、大人が知識をもちスマートフォンやゲームと正しく付き合う方法を子どもたちに伝えるために今回この本を執筆するに至った。

家庭では保護者が、保育園、幼稚園、学校では先生がネット・ゲーム依存とは何なのか、子どもはなぜ依存症に陥り、どんなリスクがあるのかといった基本的な情報を理解するところから始める必要がある。

子どもができたと分かったときから、スマートフォンやタブレットに子守りをさせない方法を保健師、小児科医、産婦人科医等が伝えることが必要な時代になったのである。今、親になる世代は生まれたときからパソコンやゲームに慣れ親しんだ世代であり、スマートフォンがそばにある状況は当たり前なのだという状況を鑑み、これ以上依存が広がる前に国を挙げて対策を講じる必要があるはずである。

医師の立場からいうと、ネット・ゲーム依存予防の鍵を握るのは家庭・医療・教育・福祉の連携であると考える。この四者が横断的に子どもたちを支援していくことが依存症の広がりを食い止めると実感している。

私のクリニックには他院からの紹介で来られる患者が多く、薬を処方しても改善しない子どもたちの「駆け込み寺」となっている。当クリニックでは子どもたちの所属している学校や施設との連携を取るようにしている。子どもたちの担任の先生をはじめ、校長先生とも連携をし、この本に書かれていることを直接伝えている。薬での治療を行うだけでなく、子どもたちを取り巻く環境を整えることがなによりも大切なことなのである。

本書がその一つのきっかけとなることを切に願う。

久場川哲二（くばがわ　てつじ）

医療法人社団ランタナ会理事長

１９７０年に慶應義塾大学医学部を卒業して以降、約50年にわたり一貫して児童精神医療に携わっている。発達障害やゲーム依存症など、数多くの子どもたちをこころの病から救ってきた。２０１２年に久場川こども発達クリニックを開院し、２０１４年に法人化。診察は、著者がほとんど一人で行っている。２００４年から現在まで約20年間にわたり、川崎市の公立小中学校を訪問し、発達障害、精神疾患、虐待を受けた経験のある子どもと向き合い、校長をはじめとして教員と解決に向けて取り組むなど、医療と教育現場の連携を推進している。日本精神神経学会指導医などとしても活躍。前著は『子どものこころは「公教育」が救う』（幻冬舎メディアコンサルティング）。

本書についての
ご意見・ご感想はコチラ

子どもの脳を壊すネット・ゲーム依存症

二〇二二年三月二三日　第一刷発行

著　者　久場川哲二
発行人　久保田貴幸
発行元　株式会社 幻冬舎メディアコンサルティング
〒一五一-〇〇五一　東京都渋谷区千駄ヶ谷四-九-七
電話　〇三-五四一一-六四四〇（編集）
発売元　株式会社 幻冬舎
〒一五一-〇〇五一　東京都渋谷区千駄ヶ谷四-九-七
電話　〇三-五四一一-六二二二（営業）
印刷・製本　中央精版印刷株式会社
装　丁　山根佐保
装　画　高橋陽香瑠

検印廃止

Printed in Japan　ISBN 978-4-344-93842-7 C0247
幻冬舎メディアコンサルティングＨＰ　http://www.gentosha-mc.com/